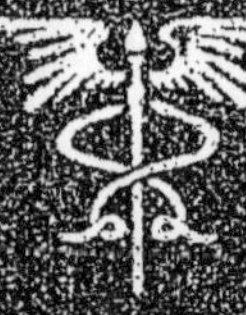

Ed. DELORME

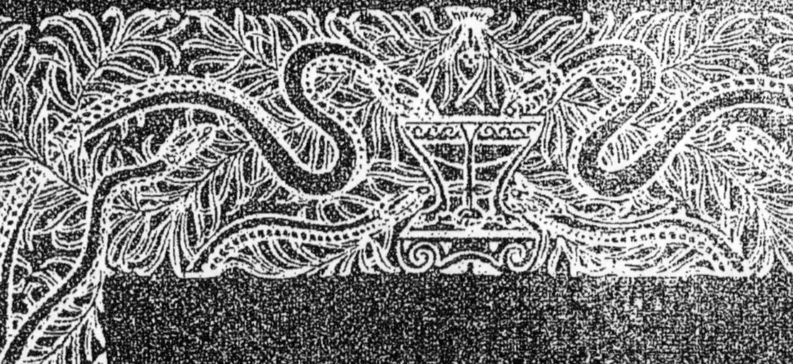

PRÉCIS DE
CHIRURGIE
DE GUERRE

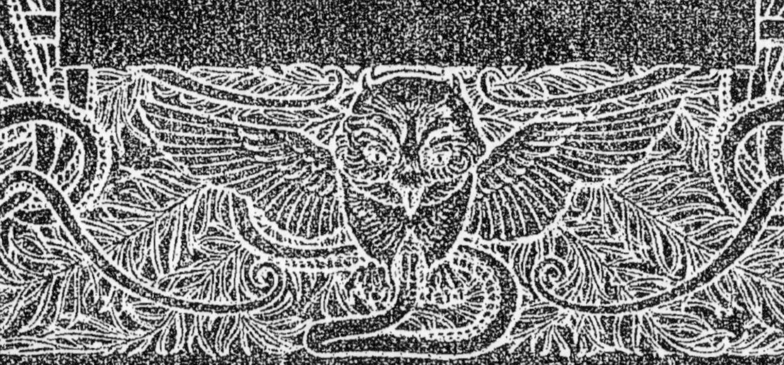

COLLECTION DE PRÉCIS MÉDICAUX

MASSON & Cie ÉDITEURS, PARIS

1914

PRÉCIS DE
CHIRURGIE DE GUERRE

PRÉCIS DE CHIRURGIE DE GUERRE

PAR

Edmond DELORME

Médecin Inspecteur Général de l'Armée
Ancien Président du Comité Consultatif de Santé de l'Armée
Membre de l'Académie de Médecine
Membre et Ancien Président de la Société de Chirurgie

MASSON ET Cie, ÉDITEURS
LIBRAIRES DE L'ACADÉMIE DE MÉDECINE
120, BOULEVARD SAINT-GERMAIN, PARIS
1914

PRÉFACE

Ce *Précis* a été tracé d'un jet, après la déclaration inattendue de cette guerre, au moment de la mobilisation et dès le début des hostilités, et cela à Paris ou au cours de mes missions, n'importe où, pendant les trop courts instants du jour et surtout pendant les heures de mes nuits. Je sais ses imperfections; mais, écrit surtout de souvenir, il traduit une vision plus ample, plus assurée que s'il avait été préparé autrement.

Il était le développement obligé de la Communication que j'ai faite à l'Institut de France qui l'a écoutée dans un patriotique silence et applaudie, le 10 août. Mes *Conseils aux Chirurgiens* ont été diffusés par les mille exemplaires que l'Académie des Sciences a, contrairement à ses traditions, décidé d'adresser aux Chirurgiens de l'avant et de l'arrière, puis par les seize mille tirages à part du Ministère de la Guerre, par la reproduction intégrale à l'*Officiel*, les très nombreux numéros de la *Presse médicale*, les trente-six mille affiches du *Bulletin des Communes* de France et le nombre incalculable des articles de la Presse quotidienne. Elle fut communiquée aux Services de santé de nos alliés les Russes, les Anglais et les Belges.

Il fallait une *unité de doctrine*; les *Conseils aux Chirurgiens* l'avaient tracée. Pour éviter les excès opératoires de guerres récentes il était urgent d'affirmer la direction presque uniformément conservatrice de notre Chirurgie.

C'était fait. Mais ce tracé rapide, synthétique, ne pouvait suffire. Il devait être complété par des renseignements sur les aspects spéciaux de nos blessures, sur leurs complications, par des détails suffisants sur les meilleures pratiques à suivre. Ce Précis devenait dès lors un complément nécessaire.

Destiné à la fois à ceux qui ne savaient pas ou savaient mal et à des chirurgiens de carrière auxquels une pratique souvent spécialisée n'avait pas permis de suivre les progrès de la Chirurgie de guerre, j'ai dû donner à maintes descriptions une forme scientifique, insister sur les raisons légitimes des pratiques conseillées; j'ai dû ainsi abandonner la forme concrète, impérative, excellente pour les débutants, mais insuffisante pour assurer la conviction de ceux-là même auxquels, à l'arrière, vont incomber les soins les plus importants de ceux que réclament nos blessés.

Que les uns et les autres me suivent, dans les instants que leur laissent leurs tâches journalières, même les plus pénibles. Qu'ils lisent ce livre. Ils le doivent; ils en tireront parti pour eux et avec eux en profiteront nos héroïques blessés. Et ce sera pour moi un suprême bonheur et une bien suffisante récompense que de penser, à la fin d'une carrière commencée à nos désastres de 1870, qu'ait pu, au début de cette guerre, m'être réservé le rôle insigne et le très grand honneur d'avoir à affirmer et à répandre, pour le bien de tous, les salutaires, les si bienfaisantes doctrines de la chirurgie militaire française, en faisant appel aux souvenirs de mon long enseignement.

E. DELORME

Août-Septembre 1914.

PRÉCIS

DE

CHIRURGIE DE GUERRE

CHAPITRE I

DES ARMES

Les armes employées à la guerre sont *défensives* (casques, cuirasse) ou sont *offensives* (armes blanches, armes à feu). Nous ne nous arrêterons pas aux premières que les projectiles des fusils actuels traversent presque à toutes les distances de combat.

ARMES OFFENSIVES (ARMES BLANCHES)

Les armes blanches comprennent la baïonnette, l'épée-baïonnette, le sabre-baïonnette, le sabre de cavalerie, la lance.

Les *baïonnettes* sont des lames droites, styloïdes, à pointe effilée, à pans (fusil Lebel) à arêtes, ou des sortes de couteaux de chasse (Allemagne, Autriche, Angleterre, Italie).

Les baïonnettes, agissent par coups pointés ou lancés, dirigés surtout vers l'abdomen ou la racine des membres inférieurs. Leurs blessures graves sont assez analogues à celles des instruments piquants ou à la fois piquants et tranchants.

Pendant la guerre des Balkans, les lésions par baïonnettes ont été observées avec une grande fréquence qui atteignit dans certains combats jusqu'à 10 pour 100 des blessures. Les régions atteintes étaient surtout le tronc, l'abdomen, la racine des membres inférieurs.

Les *sabres*, lames à pans creux, droites ou courbes, agissent comme arme de pointe à la façon de la baïonnette ou comme armes de taille.

En général leurs blessures sont nombreuses (2, 4, 20). Elles portent de préférence sur la tête, le coude droit, le membre supérieur gauche.

La *lance* est une arme piquante, animée d'une force considérable. La lance française a un fer de 15 cm de long, de 2 cm de diamètre, à section quadrangulaire ; la lance allemande a un fer long de 30 cm, de 15 mm de diamètre, triangulaire. Ses coups doivent être portés contre le tronc.

Les blessures par les armes blanches, rarement observées dans les guerres relativement récentes, tendent à augmenter de nombre. Pendant la guerre de 1870, on n'en avait relevé que 600 cas sur 98 000 blessés. Actuellement on en suppute la proportionnalité à 5 pour 100.

ARMES OFFENSIVES (ARMES A FEU)

Elles comprennent les fusils et les mitrailleuses, les canons. Seuls les projectiles de ces armes intéressent le chirurgien.

PROJECTILES DES ARMES A FEU PORTATIVES

Lancées par des poudres sans fumée qui ont augmenté leur vitesse, ces balles sont actuellement cylindro-ogivales, après avoir été cylindro-coniques.

Leur calibre est tombé de 11 mm à 8 et même 6,5 mm.

Leur longueur, par contre, s'est accrue. De 2 calibres elles ont monté à 3,4 et même à 5 calibres (Balle D).

Leur poids, par contre, a diminué. De 25 gr., il est descendu à 15 gr., à 12 gr. 50 (Balle D), à 10 gr. (Balle S).

Les unes sont de constitution uniforme et formées d'un lingot de plomb mou ou durci, d'acier ou de cuivre ; d'autres sont à *enveloppe cuirassée*. Le noyau central de plomb durci est recouvert d'une chemise d'acier, de cuivre, de nickel, de maillechort, chemise complète ou incomplète en arrière.

Nous nous contenterons de parler des petits projectiles des puissances belligérantes.

Balle allemande S. — La balle S du Mauser allemand est un projectile cylindro-ogival de plomb durci entouré d'une

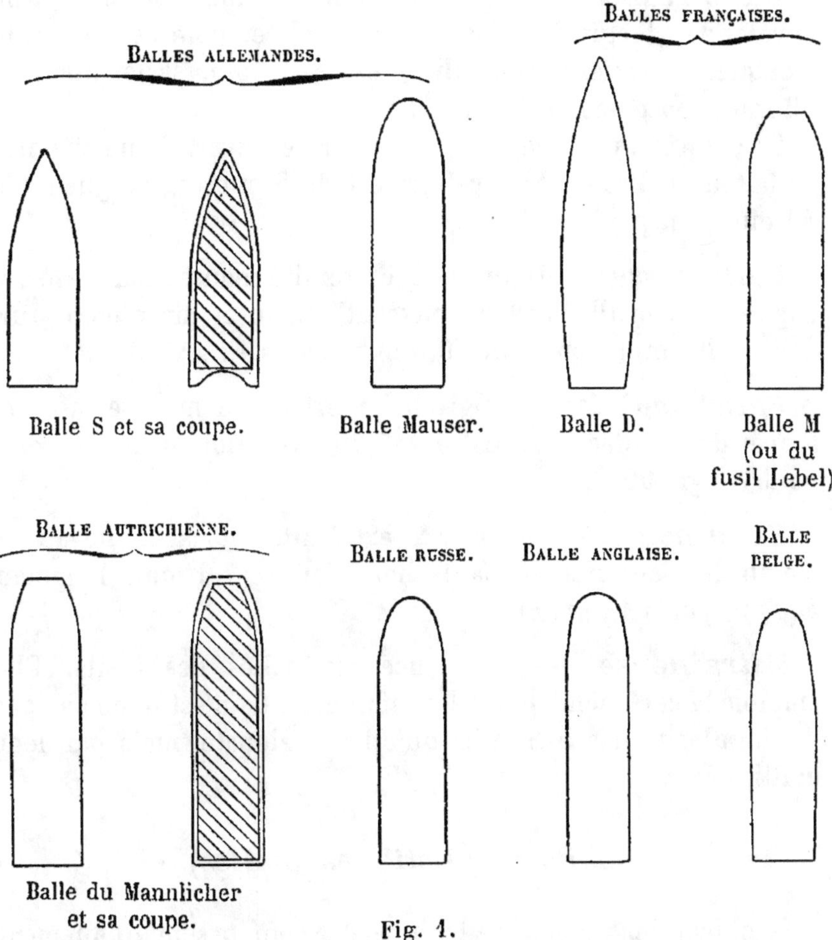

Fig. 1.

enveloppe en acier doux plaqué de maillechort; sa partie cylindrique ne dépasse guère le quart de sa longueur totale; quant à l'ogive, de 19 mm, très effilée, elle se termine par un méplat insignifiant, d'environ 1 mm. Cette balle du calibre de 7 mm, longue de 28 mm, ne pèse que 10 gr.; elle est plus courte et plus légère que la balle D.

Balle autrichienne. — La balle autrichienne du Mannli-cher autrichien, formée d'un lingot de plomb dur comprimé dans une enveloppe à manteau d'acier, pèse 15 gr. 8 ; elle est longue du 31,8 mm, du diamètre de 7,9 mm, cylindro-conique à extrémité tronquée, arrondie et non effilée.

Balle française. — La balle D est un lingot de laiton, sans enveloppe, biogival, à ogive très effilée, pointue en avant, tronquée en arrière. Son calibre est de 8 mm, sa longueur de 39 mm, son poids de 12 gr. 80.

La balle M a un noyau de plomb dur recouvert d'une chemise de laiton et d'acier. Son calibre est de 8 mm, sa longueur de 30 mm, son poids de 15 gr.

Balle russe. — Ogivale, à extrémité mousse, cuirassée, à chemise de maillechort, recouvrant un noyau de plomb dur. Calibre 7,6 mm, longueur 30,5 mm, poids 13 gr. 70.

Balle anglaise. — Ogivale, à extrémité mousse, à enve-loppe de maillechort. Calibre 7,70 mm, longueur 31 mm, poids 13 gr. 90.

Balle belge. — Ogivale, à extrémité mousse ; noyau de plomb dur, cuirassé de maillechort. Calibre 7,6 mm, longueur 30 mm, poids 14 gr. 10.

Mitrailleuse. — Elle lance les balles des fusils. Elle emploie la cartouche du fusil d'infanterie. Ce n'est donc pas par la singularité des blessures qu'elle se signale, mais par leur multiplicité.

Données balistiques (balles).

Le chirurgien ne peut se bien rendre compte scientifiquement et pratiquement des effets des balles s'il ne connaît pas un cer-tain nombre de données balistiques. Nous nous contenterons de rappeler celles qui sont essentielles et cela sans aridité ; mais ce qui va être dit doit être absolument connu.

Vitesses de translation. — Les balles possèdent deux vitesses : l'une de *translation* qui leur permet de franchir de grandes distances, l'autre de *rotation* qui les maintient sur leur trajectoire.

La vitesse de translation d'une balle est l'un des principaux éléments de sa force vive, autrement dit de sa puissance et de ses effets.

La vitesse *initiale* d'une balle est exprimée par le nombre de mètres qu'elle parcourrait pendant la première seconde si elle n'était pas sollicitée par la pesanteur.

La vitesse *restante*, bien plus importante à connaître, est la vitesse que possède encore la balle aux différentes distances. La vitesse restante décroît avec la portée : la balle subissant des déperditions de vitesse du fait de la pesanteur et de la résistance de l'air.

La vitesse *initiale* des balles actuelles est considérable. C'est la balle allemande S qui possède la vitesse initiale la plus élevée (860 m.) : elle est supérieure de 160 m. à celle de la balle française D ; mais comme celle-ci est plus lourde, elle conserve mieux sa vitesse restante et elle est plus dangereuse à des distances auxquelles la balle S ne l'est plus.

La balle D, française, a 701 m. de vitesse *initiale*, la balle M ou balle du Lebel a 651 m. La balle russe a 643 m., la balle autrichienne 626 m., la balle anglaise 574 m., etc.

La vitesse *restante est inversement proportionnelle au carré des diamètres des projectiles.*

Elle est *proportionnelle à leur longueur et à leur poids.*

À   400 m. la balle S a 650 m. de vitesse restante ; la balle D 536 m.
À   600   —   470   —   470 —
À 1000   —   301   —   365 —
À 2000   —   166   —   210 —

Vitesse de rotation. — Pour la maintenir sur sa trajectoire, les rayures du fusil impriment à la balle une vitesse de rotation. Plus la balle est longue, plus cette vitesse est grande. Mais celle-ci entre peu en jeu dans les effets produits. Elle reste constante pour le même projectile.

Mouvements de bascule. — Les balles S et D sont sujettes à des *mouvements oscillatoires* et *déviateurs* qui s'observaient avec les autres balles, mais pas au même degré qu'avec les premières. Elles se placent de travers ou se présentent le culot en avant lorsqu'elles rencontrent un faible obstacle dans leur parcours ou en atteignant le corps. Avec la balle M, comme avec la balle allemande ancienne, à 400 m. on constatait un quart de ces déviations; à 600 m., un tiers. Ces renversements sont bien plus fréquents avec les balles S et D, considération que le chirurgien d'armée ne saurait perdre de vue, pas plus que la fréquence des ricochets.

Trajectoire. — Le trajet ancien des balles, la trajectoire, représentait une longue courbe; avec les balles actuelles, la trajectoire est plus *tendue* et augmente la vulnérabilité de la troupe, l'étendue de la *zone dangereuse.* Cette tension produit des trajets plus directs. Jusqu'à 500 m., avec les balles actuelles, la *trajectoire est presque droite.*

Portée. — La vitesse considérable des projectiles actuels leur permet d'atteindre une *portée* de 3 km. et plus (3800 m. pour la balle D).

Force vive. — Les effets vulnérants des balles sont *fonction de leur force vive.*

Celle-ci est exprimée par la formule $F = \dfrac{M\,V^2}{2}$ dans laquelle M représente le poids et V la vitesse du projectile.

Le Tableau suivant traduit en *kilogrammètres* les forces vives initiales et restantes de la balle S, de la balle Mannlicher et de la balle D, française.

DISTANCES EN MÈTRES :	0	100	200	300	400	500	600	700	800	900	1000	2000
Allemagne. . . .	314	239	186	145	113	90	76	68	63	58	53	23
Autriche.	310	223	167	139	119	104	92	81	73	67	61	31
France.	344	230	183	147	121	101	86	73	64	56	50	19

Ce tableau montre que, pour les trois balles, la force vive ou vulnérante est sensiblement égale; qu'elle est énorme à 100 m., considérable jusqu'à 500 m. A partir de cette distance jusqu'à 1000 m. elle tombe brutalement. Elle est très faible de 1000 m. à 2000 mètres.

On comprend que les classiques de Chirurgie d'armée, lorsqu'ils parlent des effets des balles, aient toujours soin de rapprocher ces effets de la notion de distance du tir et de parler de distances *très courtes* (de 0 à 100 m.), de *courtes distances* jusqu'à 500 m., de *distancés moyennes* de 500 m. à 800, 1000 m., de *distances éloignées* à partir de 1000 m. Plus la force vive est grande, plus les lésions sont étendues.

La *force de pénétration* d'une balle est fonction de sa force vive, de sa surface d'impact plus ou moins étendue, de sa densité de section, c'est-à-dire du poids qui prolonge en arrière chaque unité de surface opposée à la résistance. C'est la réserve de molécules actives. Une dernière condition qui influence encore la force de pénétration est l'état de sa surface de frottement périphérique.

Il ressort de ces données que les balles S et D *pointues* sont plus pénétrantes que les balles cylindro-ogivales à *méplat*; que la balle D plus longue est plus pénétrante que la balle S plus courte qu'elle; qu'une balle ricochée qui se présente de flanc est moins pénétrante qu'une balle tirée de plein fouet.

Pour les balles de même vitesse, *les résistances à la pénétration dans les tissus sont inversement proportionnelles au carré des diamètres.*

La balle exerce sur l'obstacle rencontré une pression plus ou moins forte. Le *coefficient de pression* est fonction de la force vive et du calibre du projectile. Plus le calibre est petit plus la pression est forte.

Des ricochets. — Les blessures par ricochet sont très fréquentes. On les observe dans la *proportion d'un tiers des cas.*

La balle qui ricoche sur le sol se dévie, atteint le corps obliquement ou transversalement; elle se déforme, s'aplatit, s'infléchit, se divise, se sépare de son enveloppe, multiplie les blessures.

Pour se déformer, une balle de plomb doit avoir une vitesse de 450 m.; la balle cuirassée une vitesse restante de 750 m. (Journée.)

La balle S cuirassée et faite de plomb dur, se déforme, s'aplatit et se divise bien plus facilement au contact du sol que la balle D faite d'un lingot de laiton.

Les blessures par ricochet sont plus graves que celles produites par les balles tirées de plein fouet.

Mode d'action des balles.

Les balles pointues comme la balle S et la balle D PONCTIONNENT les tissus quand elles les atteignent de *plein fouet*. Après les avoir ponctionnés, elles les *écartent sans les contusionner* notablement, conditions très favorables pour la guérison spontanée. De plus, elles n'*entraînent avec elles aucun corps étranger vestimentaire étendu*. Ce sont là des notions *dominantes*.

Quand les balles S et D ont *basculé*, qu'elles ont ricoché, elles frappent le corps par une surface élargie, irrégulière et exercent sur les tissus des *pressions* énergiques ; elles agissent par le mécanisme de l'EMPORTE-PIÈCE, de la déchirure, de la contusion.

De plus, *elles entraînent des corps étrangers vestimentaires et peuvent être souillées par la terre* : notions *capitales*.

Les balles communiquent aux parcelles de tissus qu'elles détachent une quantité de force vive d'autant plus grande que leur vitesse restante est plus grande, et que leur action est plus abrasante (balles basculées, déformées). Ces parcelles jouent le rôle de *projectiles secondaires*, qui, propulsés d'abord en avant de la balle en préparent le trajet, puis, qui, glissant sur les parois du projectile, étendent transversalement le canal de la plaie, le contusionnent et l'ébranlent plus ou moins.

L'intensité de l'action des projectiles dits secondaires est à la fois fonction de la *vitesse du projectile*, de sa *forme*, de la *nature des tissus* rencontrés, de la *dissociation facile* de ces derniers et de leur *mobilité*.

L'*action intense* s'observe surtout aux *vitesses très grandes et grandes*, c'est-à-dire aux distances rapprochées de 0 m. à 100 m., jusqu'à 500 m. (*zone des effets dits explosifs*).

Avec les projectiles *pointus* agissant de *plein fouet* on peut ne plus observer ces effets ; en tout cas on les constate bien plus rarement qu'avec les balles cylindro-coniques à méplat et avec les balles du calibre supérieur à 8 mm (balles Gras). Par contre, une balle S ou D déviée et animée d'une grande vitesse les reproduit. Nous l'avons constaté déjà maintes fois dans cette guerre.

L'action divulsante et propulsive intense s'exerce d'autant plus facilement que les tissus sont plus dissociables, moins élastiques (muscles), que les molécules sont plus libres (organes parenchymateux, cerveau). L'incompressibilité et leur projection facile rend compte de l'extension parfois épouvantable des dégâts qu'ils provoquent sur les réservoirs organiques (vessie, intestin, estomac, vésicule du fiel). Ces réservoirs non seulement présentent des orifices de sortie agrandis ou énormes, mais, de plus, ils éclatent largement, à distance du trajet parcouru par le projectile.

Les tissus du corps les plus élastiques (tendons, aponévroses), surtout quand ils sont mobiles (tendons du poignet, du cou-de-pied), peuvent transmettre au loin la force vive que la balle leur a communiquée ; ils contusionnent ou font éclater les tissus voisins moins résistants (peau, muscles). Les parcelles osseuses détachées agissent comme les fragments du projectile ou le projectile entier. C'est une gerbe de projectiles secondaires qui du centre du membre est projetée vers l'extérieur à travers ses tissus mous.

Avec des forces vives, moyennes (au delà de la portée de 500 m., jusqu'à 1000 m.), *l'action de la balle reste localisée* ; elle relève de la *ponction* ou de l'*abrasion* avec projection faible et plus rare des projectiles secondaires *durs* et *mous* ; c'est le type habituel normal des lésions.

Avec les *forces vives faibles* (au delà de 1000 m.) les lésions sont encore plus circonscrites, la balle agit encore par *ponction*, elle *écarte* surtout les fibres des tissus.

On a distingué les zones d'action des balles en :

1° *Zone d'explosion* (jusqu'à 500 m.) ;

2° *Zone de perforation* (trajets réguliers, de 500 à 2000 m.) ;

3° *Zone de contusion* (au delà de 2000 m.). Cette division critiquée mérite d'être conservée pour des balles analogues à la balle Lebel.

Avec les balles de calibre supérieur à 8 mm, à l'action divulsante de la balle s'ajoutait une action vibratoire transmise à plus ou moins grande distance du trajet, action vibratoire se traduisant par des phénomènes d'inhibition, de choc local ou général. Avec les balles pointues agissant de plein fouet on ne les observe plus. Des blessés peuvent même, sans être distraits par les émotions du combat, ne pas avoir conscience de blessures très graves. C'est qu'une balle S ou D traverse une flamme de bougie sans la faire vaciller. Par contre, les projectiles déviés S et D reproduisent souvent ce choc.

La force vive considérable des balles actuelles leur permet de traverser plusieurs corps et *a fortiori* plusieurs membres. À 2000 m. la balle S traverse encore deux corps.

Les dégâts s'accusent du premier corps ou du premier membre traversé au dernier, quand ils sont rapprochés.

Il suffit d'une force vive de 8 kilogrammètres pour mettre un homme hors de combat.

Les plaies de contour n'existent plus avec le tir de plein fouet.

Des balles dites humanitaires.

— Les balles actuelles S et D entraînent une mortalité immédiate considérable que négligent trop ceux qui observent des blessés à l'arrière. L'influence si heureuse de leur disposition en pointe et celle de leur faible diamètre est compensée par la fréquence de leurs bascules qui agrandissent les trajets, de l'orifice d'entrée au point d'arrêt profond et provoquent la souillure de ces trajets par ce qu'elles entraînent avec elles.

Elles ne sont donc pas humanitaires.

Journée estimait à 25 pour 100 le nombre des blessures mortelles, à 15 pour 100 celui des blessures graves, et à 60 pour 100 celui des blessures légères. C'est toujours la même proportion qu'on observe, en général.

Si, dans une certaine mesure, grâce à leur petit calibre, à leur forme pointue et, pour la balle D, à sa constitution en un seul lingot, les balles actuelles produisent toute une série de traumatismes légers, qui, à l'arrière, frappent toujours les médecins et le public par leur bénignité, il n'y a donc pas lieu de renouveler pour elles, comme pour certaines de leurs devancières, la dénomination allemande, abusivement élogieuse, de *balles humanitaires. La moyenne des blessures autres que les minimes plaies des parties molles reste grave* et nous pouvons redire pour elles ce que nous disions pour les autres, à savoir que : c'est pousser bien loin l'amour du paradoxe que d'appeler humanitaire un projectile qui traverse plusieurs hommes à courte distance et peut exercer son action meurtrière dans une zone de plus de 5000 mètres.

L'adoption de balles qui, au moindre obstacle extérieur, pivotent sur leur axe et se présentent obliquement ou transversalement, produisant fréquemment des plaies relativement larges, l'emploi de balles qui se retournent dans les tissus si aisément et propulsent des corps « étrangers », cette adoption ne constitue certainement pas un progrès au point de vue humanitaire.

Plus la vitesse est grande plus les lésions sont sérieuses, plus les os fracturés sont graves.

Toutes choses égales, l'étendue, les caractères de gravité des blessures par coups de feu *dépendent de la force vive* de la balle. Or, loin de s'éloigner les uns des autres, les combattants n'ont pas modifié leurs distances de tirs, et même, comme on l'a constaté dans la guerre des Balkans et aussi déjà dans la guerre actuelle, les distances tendent à se rapprocher et le tir s'effectue dans des zones où la force vive des balles est excessive et leurs dégâts des plus dangereux. Dans un tir à courte distance la *mortalité est effrayante.* La furia se paie cher ; si elle était inutile elle serait bien coupable.

Pour apprécier d'ensemble la gravité des blessures faites par un projectile, il y a lieu de tenir compte non seulement de celles qu'on observe à l'arrière, mais de celles que traitent et hospitalisent les formations sanitaires de première ligne et de celles que présentent les morts du champ de bataille. Quand on réunit toutes les visions au lieu de s'attacher à une seule, l'impression, loin d'être favorable aux petits projectiles actuels, leur est plutôt défavorable.

Dans l'ensemble de leurs dégâts, les balles pointues actuelles ne présentent pas de différences essentielles avec les balles qui les ont précédées.

***Des Balles explosives* ou *Balles dum-dum.* —** Au début de toutes les guerres il est question de l'emploi de balles explosives. Il en est question aujourd'hui. Nous avons vu des blessés de cette campagne à propos desquels on avait reproduit cette erreur. Les dégâts épouvantables qui y donnent lieu sont si différents de ceux observés communément qu'il semble impossible de les rattacher à l'action d'une balle qui, par ailleurs, ne fait que des orifices minimes. Il n'en est rien cependant. Il s'agit, dans ces cas, de *coups de feu explosifs* produits par des balles animées de très grandes vitesses et plus ou moins subdivisées dans leur trajet au sein des tissus. La fougue avec laquelle nos soldats se sont maintes fois précipités sur nos ennemis, leur atteinte à très courte distance rendent suffisamment compte des faits sans qu'on ait à chercher d'autres explications.

L'emploi *systématique* de balles explosives serait un non sens, puisqu'on compte sur les effets des balles ricochées dans la proportion de 1 sur 5 balles tirées et qu'une balle explosive ne peut plus atteindre un homme après avoir subi le moindre contact contre le sol.

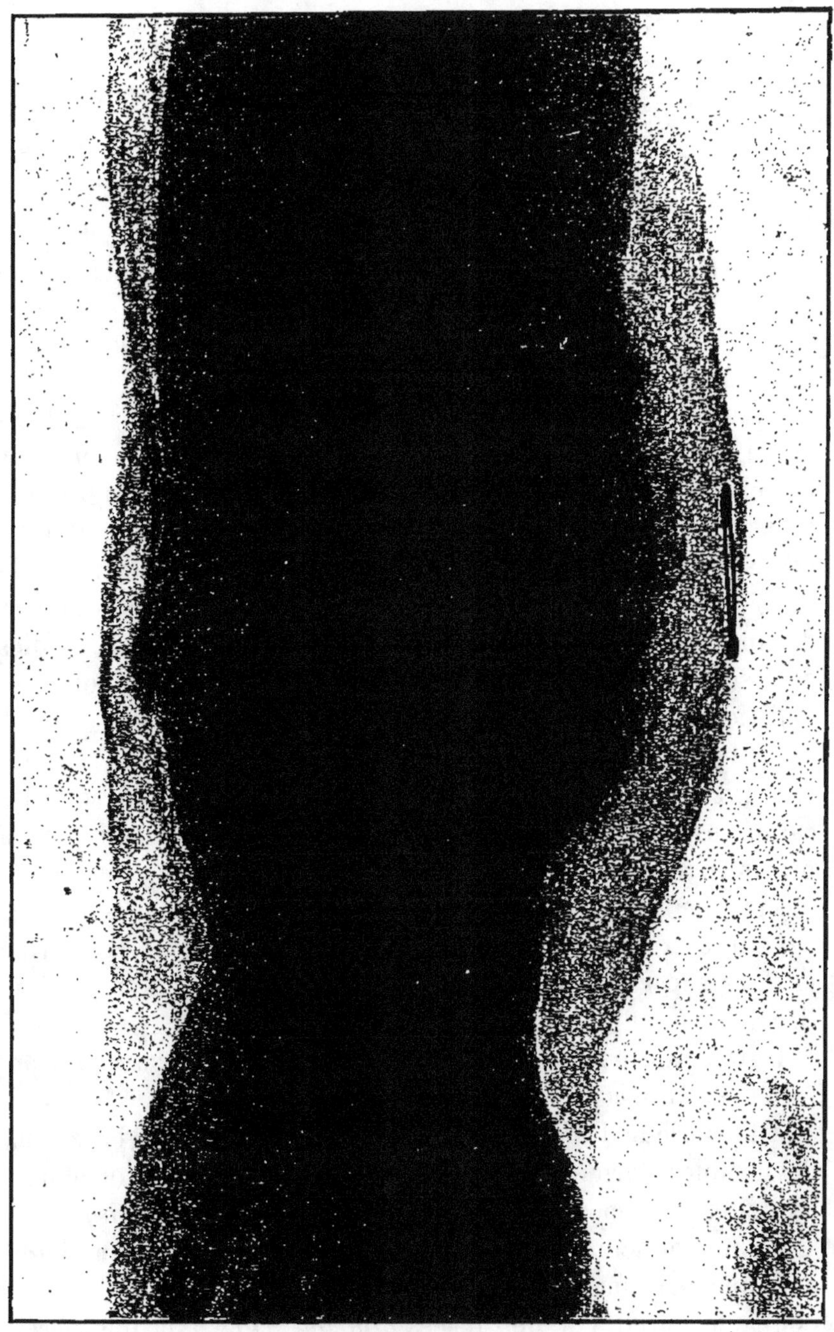

Fig. 2. — Coup de feu explosif (balle S).
(20 août 1914.)

CHAPITRE II

PROJECTILES DES ARMES A FEU NON PORTATIVES (CANONS)

Ces projectiles sont ceux des canons de *Campagne*, de *Montagne*, de *Place*, de *Siège*, de *Marine* et de *Côtes*. Ceux des canons de place, de siège, de marine et de côtes, dirigés surtout contre des blindages, des obstacles de défense ou d'attaque se distinguent des premiers par leur massivité et leur peu de divisibilité. Ils ne nous arrêteront pas. Par contre, les premiers destinés surtout à l'atteinte de combattants, seront étudiés avec soin au point de vue de leur constitution, de leurs qualités balistiques et plus loin de leurs effets.

Obus de campagne. — D'une façon générale ce sont des carapaces métalliques de fonte ou d'acier, cylindro-coniques, à parois épaisses, subdivisibles, dont la cavité contient une charge d'éclatement et d'ordinaire des projectiles.

Leur extrémité antérieure, renforcée, dite *ogive*, renferme la *fusée* séparable, constituée par une masse de cuivre irrégulière.

L'extrémité postérieure également renforcée, souvent séparable, est dite *culot*.

A l'extérieur de l'obus se trouvent des *ceintures de forcement*, détachables, formées d'anneaux de cuivre, de cordons de plomb, d'ailettes, de tenons. Certains obus d'obusier ont un *disque*.

L'obus actionné par une *fusée fusante* éclate en l'air ; actionné par une fusée *percutante*, il éclate après un contact contre le sol. Il y a des fusées *à double effet* à la fois percutantes et fusantes.

L'obus est désigné par son calibre : obus de 75, de 77, etc., ou par son mode de fragmentation : obus à fragmentation systématique, obus à mitraille, obus à balles ou schrapnels, obus explosifs.

1° **_Obus à fragmentation systématique_**. — Ce sont des projectiles à doubles parois engainées. présentant des lignes de rupture, et fournissant de gros éclats ou possédant, à l'inté-

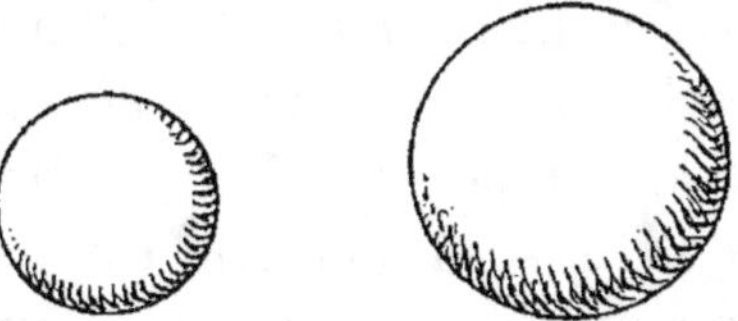

Fig. 3. — BALLES DE SCHRAPNEL ALLEMANDES.
(Grandeur normale.)

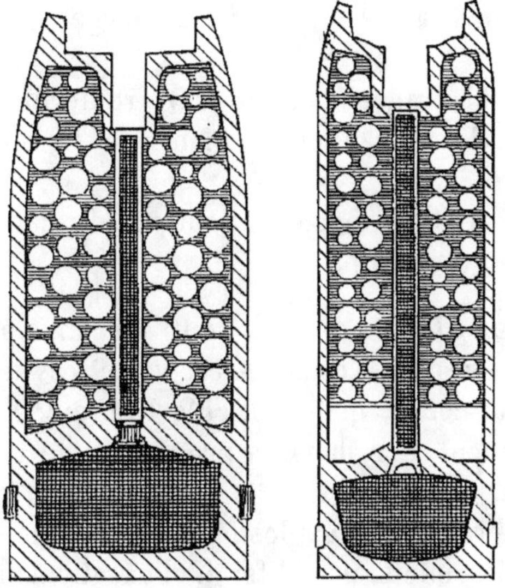

Fig. 4. — SCHRAPNEL ALLEMAND.

rieur d'une carapace externe et épaisse, des séries d'anneaux de fonte empilés et susceptibles de se séparer en fragments anguleux et massifs.

Les uns et les autres sont peu employés.

2° **_Obus à mitraille_**. — Ils sont constitués par une coque extérieure renfermant des disques métalliques creusés d'alvéoles destinés à des balles rondes de 12 à 15 mm. La segmentation qui s'opère au niveau des alvéoles sépare des fragments de fonte irrégulièrement cubiques et anguleux. Tel est l'obus à mitraille français actuel.

3° **Obus à balles ou schrapnels.** — La coque ici est mince; elle s'appuie en avant sur une ogive massive, en arrière sur un culot épais. L'intérieur de la coque est rempli de balles sphériques, libres, en plomb durci de 10 à 16 mm.

Dans certains schrapnels la charge de poudre est placée en arrière du côté du culot (Autriche). Elle communique une grande force aux balles. Ou bien elle est placée en avant, elle atténue alors leur vitesse, mais favorise leur dispersion. Enfin cette charge peut être mêlée aux balles et en favoriser la dispersion en augmentant la force de ces balles (obus français).

Dans cet obus, la mise à feu de la charge est assurée par un tube central.

Le schrapnel français de 75 cm. renferme 290 balles de 12 grammes; le schrapnel allemand de 77 réunit 300 balles de 10 grammes.

Le schrapnel de l'obusier allemand de campagne contient 300 balles de 10 grammes.

4° **Obus explosifs.** — Ce sont des obus à parois d'acier peu épaisses creusées d'une très vaste cavité remplie d'un explosif (fulmi-coton, mélinite, crésylite, etc.). L'obus explosif est ordinairement tiré dans la proportion de 1 à 3, par toutes les artilleries.

La quantité variable d'explosif qu'il renferme a une influence capitale sur les effets produits. L'obus allemand, qui ne renferme que 150 gr. de mélinite, est infiniment moins nocif que l'obus à mitraille français qui en contient 800 gr.

Dès les premiers combats on a constaté des différences considérables entre les blessures produites par le premier et le second.

5° **Obus mixtes, universels.** — Ce sont des obus réunissant les caractères des schrapnels et des obus explosifs.

L'Allemagne a adopté un obus universel ou à double effet pour l'obusier de campagne 98 et pour l'obusier de 105.

A l'arrière, existe une charge de poudre destinée à projeter les balles ; au milieu, se trouvent les balles mélangées à une charge de poudre. Cette partie moyenne de l'obus est traversée par un tube assurant l'inflammation de la charge arrière. En avant, dans l'ogive, est enfin renfermée une forte charge d'explosif. L'obus peut être utilisé comme schrapnel avec fusée fusante par déflagration de la charge arrière, ou comme obus explosif par fusée percutante avec ou sans retard de l'explosion après le choc, par détonation de la charge avant. On conçoit qne les obus mixtes projetant des schrapnels et des fragments d'acier acérés comme les obus explosifs puissent fournir des traumatismes de physionomie particulière (Ferraton).

Boîtes à mitraille. — Ce sont des cylindres en tôle de zinc contenant des balles de plomb rondes réunies par du soufre. Tirées à courte distance, ces boîtes éclatent de suite et disséminent des balles de plomb qui sont analogues à celles des schrapnels quoique plus lourdes (40 gr., France). A l'attaque de la place de Liége il en a été fait beaucoup usage.

Grenades. — Bombes explosives lancées à la main, sphériques, chargées d'explosifs. Engin souvent improvisé contenant des projectiles de toutes formes et de tous poids. L'action des éclats est fort variable ; terrible en général à courte distance, elle s'épuise vite. Action explosive des gaz agissant dans un court rayon mais produisant de gros désordres.

Données balistiques concernant les obus.

Comme nous l'avons fait pour les balles, nous ne nous arrêterons qu'aux données intéressant le chirurgien.

On peut dire que les obus n'agissent que par leurs éclats et leurs balles.

Dans l'*obus ordinaire* à paroi de fonte, les gros éclats sont fournis presque exclusivement par le culot, l'ogive, la fusée. Les éclats *moyens* pèsent de 100 à 300 gr. ; les *petits éclats* sont du volume d'une noix.

Les obus actuels d'acier donnent, sur toute leur périphérie, des petits éclats allongés, peu épais, qui ont 1 cm, 1 cm 1/2, parfois les dimensions d'un pois et même celles d'un minus-cule fragment.

Les éclats de ces obus perdent rapidement leur vitesse. Le moindre obstacle, terre, casque, havre-sac, etc., garantit de leurs atteintes. Les Serbes se préservaient de leurs atteintes avec la pelle qui servait à faire leurs retranchements ; les Bulgares avec de la terre ; le soldat français avec son sac qui protège la tête et les épaules, mais laisse libres les doigts qui soulèvent le sac.

L'obus à mitraille français donne 416 balles de 25 gr., plus 288 fragments de disques pesant en moyenne 40 gr.

Les *schrapnels* donnent comme gros éclats : l'ogive et le culot.

Les projectiles principaux de ce projectile sont des *balles rondes* de 10 à 15 mm de diamètre, de poids et de vitesses faibles. *On peut les comparer aux balles des anciens fusils lisses.*

Elles produisent, en général, des lésions minimes, des contusions ou des perforations incomplètes avec séjour du projectile plutôt que des perforations de part en part, et leurs plaies en cul-de-sac sont souvent compliquées de la présence de corps étrangers vestimentaires, et vouées à la suppuration.

Les éclats fournis par la paroi très subdivisée de l'*obus explosif* sont en général découpés en lamelles peu épaisses, striées, tranchantes, petites ; certains éclats lamellaires sont cependant étendus et agissent à la façon de couteaux mal affûtés. Des éclats sont très petits et se localisent parfois sur le corps en une sorte de semis.

Le plus souvent, l'obus éclate en l'air (fusée fusante), à une distance plus ou moins grande au-dessus des combattants. La distance qui sépare l'obus du sol s'appelle *hauteur d'éclatement.*

Quand cette hauteur est courte, la *gerbe* des éclats ou des balles est dense, c'est-à-dire chargée de projectiles et la vitesse de ces projectiles secondaires est plus grande. L'obus est alors très meurtrier. Il est, dit-on, peu utile si la hauteur d'éclatement est grande ; la gerbe est étendue, moins dense, plus vulnérante, mais les effets nocifs produits sur le corps humain sont moins accusés.

L'obus à *fusée percutante*, rarement employé, frappe le sol avant d'éclater ; il s'enfonce en terre s'il tombe perpendiculairement ou produit un entonnoir où ses fragments restent inclus. S'il arrive obliquement contre terre, il rebondit, puis fournit une gerbe qui sur le sol est inscrite dans une ellipse allongée. Les éclats et les balles rapprochés du point d'éclatement ont une force de pénétration plus grande que les éclats et les balles éloignés. En général ce sont ces dernières qui sont vulnérantes.

La *vitesse* des éclats et des balles au point d'éclatement est celle de l'obus au moment de sa chute.

Cette vitesse est de :

	OBUS FRANÇAIS	OBUS ALLEMAND
A 1000 mètres.	422 mètres.	369 mètres.
2000 —	346 —	310 —
3000 —	300 —	279 —

Cette vitesse est augmentée par la force vive communiquée par la charge intérieure, pour l'obus fusant. Pour le percutant, avant d'atteindre le corps, la balle a à franchir un parcours de plusieurs centaines de mètres et dans ce trajet aérien, en raison de sa forme et de son diamètre, elle subit une grande déperdition de vitesse.

Que les balles ou les éclats proviennent d'un obus à fusée percutante ou fusante, quand ils pénètrent dans les tissus, la forme arrondie et large de l'une, la forme étalée et irrégulière des autres, limitent considérablement la pénétration, puisque la *résistance des tissus est proportionnelle au carré des diamètres des projectiles.*

En sorte qu'on peut dire que ces balles ou éclats n'ont pas la moitié de la force de pénétration des balles de fusils.

L'*obus explosif* dirigé contre des obstacles mais qui atteint leurs défenseurs, cet obus qu'on emploie communément et délibérément aujourd'hui contre l'ennemi, dans certaines circonstances, cet obus explosif, ainsi que l'obus percutant ordinaire, détachent et projettent des pierres, des débris qui peuvent jouer le rôle de projectiles accessoires.

Ces obus produisent souvent des blessures multiples ; on en a observé 6, 7, 10 et plus sur le même blessé.

CHAPITRE III

BLESSURES DES DIFFÉRENTS TISSUS

Les plaies des parties molles par les balles sont très fréquentes. Cette fréquence est une donnée importante pour le chirurgien d'armée qui a à en tenir compte pour la préparation et la répartition des pansements, les transports, la supputation des invalidités et des reprises de service.

On estime à 45-50 pour 100 environ le nombre des plaies des parties molles. La proportion s'en serait élevée jusqu'à 80 pour 100 pendant la guerre d'Amérique. Fischer s'arrête au chiffre de 65 pour 100.

BLESSURES DES PARTIES MOLLES (BALLES)

Nous étudierons d'abord celles des balles de fusils. La division à laquelle nous nous arrêtons est à maintenir dans les statistiques.

Contusions. — Produites par les balles mortes ou par des coups de feu tangentiels, fréquemment déterminées par les balles des obus, elles peuvent être très légères ou aboutir à l'escarre.

Érosions, sillons. — Résultent des coups de feu tangentiels. *Éraflures* au niveau desquelles la peau se dessèche et se recouvre d'une pellicule brunâtre; il n'y a pas alors de trace cicatricielle. D'autres fois, ce sont des *abrasions cutanées* plus ou moins étendues, parfois longues de 5, 6, 7 centimètres, larges de 2 ou 3, par le fait de la rétraction de la peau, à bords taillés à pic, réguliers ou contus. Le fond est constitué par du tissu cellulaire ou des muscles. Cicatrices.

Plaies en cul-de-sac. — Résultant de l'action de balles animées de faibles vitesses, souvent ricochées. Trajets borgnes plus ou moins profonds, recélant d'ordinaire le projectile qui les a produits. Quand le trajet est court, la balle peut avoir été déplacée à l'occasion d'un mouvement ou de l'enlèvement des vêtements.

L'orifice cutané a d'ordinaire des dimensions inférieures au diamètre du projectile; il est régulièrement circulaire ou oblique; il est, par contre, large et irrégulier quand il a été produit par une balle déviée avant l'atteinte du corps.

Sétons. — C'est une perforation de part en part. Nous allons étudier ses *orifices* et son *trajet*.

L'*orifice d'entrée* présente des apparences variables : Tantôt il est arrondi, circulaire (tir de plein fouet), d'un diamètre apparent notablement inférieur à celui du projectile, avec perte de substance; d'autres fois, surtout avec les balles pointues, il est punctiforme et si étroit qu'on a peine à le reconnaître. On l'a comparé à une piqûre de puce. Il est sali le plus souvent par le projectile, qui s'est essuyé au passage; l'épiderme a été détruit et le derme a été contusionné circulairement à son pourtour. Parfois il est teint par des débris de vêtements qui ont pénétré son bord.

Variable, en général, comme dimensions, avec la vitesse du projectile, il est un peu plus grand aux courtes distances, un peu inférieur aux distances moyennes, insignifiant aux grandes. Il est aussi plus grand quand la peau repose sur un plan résistant, et plus petit quand celle-ci est dépressible. Quand la balle se présente obliquement, l'orifice est agrandi, ovalaire, elliptique, à bords contus.

La tension des tissus, l'attitude du membre, la direction des plis cutanés peuvent en modifier la forme.

L'*orifice de sortie* est le plus souvent irrégulier, en fente simple ou étoilée, parfois circulaire, punctiforme. Il paraît plus grand que l'orifice d'entrée. Il est en réalité plus petit puisque la peau a pu se laisser davantage distendre avant d'être per-forée. Bords parfois inversés en dehors, non contus, comme pour l'orifice d'entrée. Les dimensions sont communément proportionnelles à la vitesse de la balle sans l'être très régulièrement, c'est-à-dire qu'elles sont inversement proportionnelles à la distance de tir.

Sous la peau décollée s'est formée une petite poche qui s'est remplie de sang (poche de Pirogoff).

Trajet. — Dans la très grande majorité des cas, on peut le représenter par une ligne droite réunissant les deux orifices d'entrée et de sortie, le membre ou le tronc étant dans la position qu'ils occupaient au moment où ils ont été frappés.

Les *lames* ou *amas de tissu cellulaire* rencontrés sont, suivant la vitesse de la balle et leur constitution, perforés nettement (lames) ou seulement dissociés (amas) : les globes du panicule adipeux voisin comblent alors la perte de substance et créent une occlusion aseptique.

Les *aponévroses d'enveloppes* sont abrasées et présentent des orifices circulaires ou obliques, quand les vitesses sont grandes ; mais quand celles-ci sont moyennes ou petites, les fibres transversales ou d'union sont seules dissociées ; les fibres longitudinales se sont alors écartées, et, comme nous l'avons fait ressortir, et la chose a un très grand intérêt, *la blessure n'est plus représentée par une perte de substance, mais par une incisure, une sorte de fente en boutonnière à bords rejointés.* Ces boutonnières aponévrotiques *assurent alors l'occlusion du trajet.*

Dans les muscles, le canal est régulièrement cylindrique, élargi sur le vivant par la contraction musculaire, comblé par le sang, l'exsudat, le gonflement. Ce canal est plus large que le diamètre du projectile. Ses dimensions varient, comme la chose a lieu pour les autres tissus, avec la vitesse de ce projectile. Dans les tirs à courtes distances, il est bien plus large qu'aux distances moyennes et surtout aux grandes distances. Les trajets musculaires sont plus étroits avec les balles pointues qu'avec les balles à méplats, et la fissure qu'ils représentent est presque la règle si la balle a frappé de plein fouet.

Quand le trajet suit la direction des fibres musculaires, le canal est, sur le cadavre, de recherche malaisée (Ferraton).

En raison de leur mobilité, de leur élasticité, de leur forme, de leur constitution à fibres linéaires, les *tendons* sont, de tous les tissus, ceux qui résistent le mieux à l'action des balles.

Lâches dans leurs gaines, ils sont déplacés, érodés ; plus ou moins fixés, ils sont échancrés, perforés linéairement. Leur division totale est exceptionnelle. Il est douteux que celle-ci puisse avoir lieu avec les balles pointues. C'est à étudier dans les autopsies.

En somme, le trajet que les balles se creusent dans les parties molles est, avec les balles actuelles comme avec les anciennes, très irrégulièrement cylindrique. Il présente des étranglements au niveau des fentes linéaires aponévrotiques et même des interruptions au niveau des couches celluleuses épaisses et des tendons qui n'ont été que déplacés. Il est rempli d'un magma de parties molles détruites et de sang. Des infiltrations sanguines et des fissurations histologiques ont été constatées à quelques millimètres, voire à quelques centimètres du trajet parcouru par le projectile.

Théoriquement les dimensions de ce trajet devraient augmenter à mesure qu'on se rapproche de l'orifice de sortie, quand la balle est animée d'une grande vitesse, mais les cloisons aponévrotiques s'opposent, en général, à l'action divulsante, progressive des parcelles de tissus projetées en les arrêtant au passage.

Les trajets sont tout particulièrement agrandis, au niveau des balles qui ont basculé et se sont arrêtées dans les tissus. Les trajets sont encore agrandis, mais alors en totalité, quand la balle a atteint la région blessée après avoir ricoché sur le sol et quand elle s'est présentée obliquement ou de travers. Déviées au sein des tissus, elles donnent des trajets irréguliers.

Des plaies d'enfilade. — Certains trajets sont particulièrement étendus à la suite des tirs de haut en bas ou de bas en haut, lors de l'attaque de collines, d'édifices, de maisons. Il est fréquent de voir une balle se creuser alors un trajet du cou aux fesses, de la racine du membre inférieur à sa partie inférieure, etc. Dans les conditions normales de tir, on trouve des trajets considérables des divers segments du même membre supérieur (avant-bras et aisselle, etc.). La position couchée, horizontale, que le tireur prend fréquemment dans l'intervalle des bonds qui le rapprochent de l'ennemi, rend son corps vulnérable dans une longue étendue et explique que, même dans des conditions ordinaires, les plaies d'enfilade soient devenues très fréquentes.

Nombre de trajets sont *multiples*, soient qu'ils aient été produits par plusieurs projectiles, par les fragments d'une balle subdivisée par ricochet près du blessé, ou par la même balle perforant successivement deux segments (bras et thorax), bras et avant-bras, cuisse droite et gauche, etc.).

Rappelons que, quand la balle est animée d'une grande vitesse, les deuxièmes trajets sont souvent de dimensions supérieures aux premiers.

Quand les parties molles seules ont été intéressées, on n'observe pas en général de lésions explosives dans les tirs aux courtes distances avec les balles pointues. Elles sont cependant possibles surtout dans les régions tendineuses.

Les plaies des parties molles par les balles actuelles des fusils sont peu douloureuses ; beaucoup *saignent* assez abondamment pour souiller le vêtement.

Blessures par les balles de revolvers. — Elles sont les analogues des blessures produites par les balles des fusils. Les orifices et les trajets sont étroits : avec elles, on n'observe pas d'effets explosifs. Le projectile séjourne souvent dans la plaie.

Blessures par les balles des obus et les petits éclats d'obus. — Les balles rondes des schrapnels, comme les balles des fusils, déterminent des contusions simples, des plaies en cul-de-sac et des sétons, comparables à ceux des balles de fusil, aussi doit-on rapprocher leur description de celle des blessures produites par ces dernières.

Les contusions sont très fréquentes, fréquentes aussi sont les plaies en cul-de-sac avec séjour de la balle et de corps étrangers vestimentaires. Ces culs-de-sac sont d'ordinaire assez superficiels. Les orifices de ces culs-de-sac et leur trajet, comme ceux des sétons, sont plus larges, plus béants que ceux des balles de fusil. Ils ressemblent à ceux des anciennes balles. *Leur béance, leur largeur, la présence de corps étrangers surtout vestimentaires contribuent à faciliter leur infection.*

Évolution. Marche des plaies des parties molles. —
Le plus grand nombre des blessures des parties molles par les
balles de fusil guérissent, par première intention, sans trace
de suppuration, ou avec une légère et peu durable sécrétion de
l'orifice cutané d'entrée qui est contus. Ces plaies se recouvrent
vite d'une croûtelle noirâtre, protectrice, due au desséchement
du caillot, et la cicatrisation est sous-crustacée. Nos méthodes
actuelles de pansement concourent puissamment à faciliter
cette guérison, mais comme celle-ci s'observait avant même
qu'on les ait adoptées, et qu'aujourd'hui on les constate fréquemment sur des blessés qui n'ont pu être traités par le chirurgien ou même qui ont été mal pansés, force est de reconnaître
que d'autres causes doivent être invoquées pour expliquer cette
terminaison heureuse. C'était naguère l'abandon d'explorations
malpropres et habituelles qu'on pouvait invoquer ; c'est aujour-
d'hui *l'étroitesse de plus en plus grande des plaies* due au faible
diamètre et à la forme de la balle, c'est leur *très faible béance*,
la *moindre fréquence des corps étrangers*, enfin cette cause sur
laquelle nous n'avons cessé d'insister, *l'occlusion du trajet au
niveau des cloisons aponévrotiques*.

On a beaucoup discuté sur la *contamination primitive et
directe* des plaies par le projectile et les souillures dont il se
charge, par les filaments de vêtements et les gâteaux vestimentaires qu'il entraîne, sur la *contamination indirecte* par le
contact des vêtements, les doigts du blessé, ceux des camarades
qui le pansent parfois, etc. La question est aujourd'hui élucidée.

En somme les germes entraînés par une balle ne sont pas
pathogènes et la balle est non infectante ; le semis vestimentaire est annihilé par la défense des tissus ; l'infection par
une plaie faite par une balle, surtout une balle pointue, animée
d'une moyenne vitesse, pénétrant de plein fouet, n'entraînant
pas de corps étranger vestimentaire volumineux, est placée dans
les meilleures conditions pour guérir *spontanément*. Le pansement apporte une nouvelle garantie à une tendance naturelle
vers la cicatrisation.

La marche aseptique est fréquente surtout dans les cas de
plaies étroites ; mais une plaie large, comme celle que laisse
une balle déviée au contact du sol, une plaie souillée, con-

taminée par des fragments vestimentaires notables, une plaie en contact prolongé avec des vêtements, mal pansée, mal surveillée, cette plaie est *appelée à suppurer et, par le fait, elle est à surveiller*. L'évolution sera alors *relativement aseptique* ou *franchement septique*,

Dans le premier cas, il se produira une suppuration peu abondante des orifices cutanés et du trajet; on constatera d'abord un peu de gonflement des parties molles qui sera peu douloureux; un peu plus tard on constatera une corde légèrement indurée le long du trajet, puis tout rentrera dans l'ordre; les muscles reprendront leur souplesse et la guérison sera obtenue sans troubles consécutifs. *C'est là une marche fréquente* des plaies par balles infectées, mais surveillées et traitées par des chirurgiens éclairés, dotés d'un bon matériel, bien installés et présentées par des blessés à résistance organique normale.

Dans le second cas, et *la chose est habituelle pour les plaies par balles de schrapnels*, les *plaies par éclats d'obus*, celles produites par les *balles déviées* au contact du sol, *mal pansées*, aux *orifices obturés par un tamponnement*, la *suppuration* apparaît; elle est plus ou moins abondante, parfois fétide; elle s'accompagne de tension, de rougeur du membre; des fusées purulentes s'étendent et chez certains, on assiste au développement du phlegmon diffus.

Les plaies par *balles de schrapnels* ou par *petits éclats d'obus* fournissent habituellement des *suppurations hâtives* avec réaction locale plus ou moins vive, qui cèdent d'ordinaire vite à l'antisepsie du foyer, à son incision et à l'ablation des corps étrangers vestimentaires et métalliques.

En résumé : *En général et pratiquement une plaie par balle de fusil peut être considérée comme aseptique ;*

Nombre de ces plaies sont infectées et menacées de suppuration ;

Le plus grand nombre guérit simplement.

Cette guérison est obtenue en quelques jours ou en quelques semaines ;

Les plaies par balles de schrapnels ou par les petits éclats d'obus SUPPURENT COMMUNÉMENT.

Les *plaies* vastes, étendues, déchirées, contuses, souvent souillées, *produites par les gros éclats des obus*, renfermant ou non le corps vulnérant, SONT FATALEMENT VOUÉES A LA SUPPURATION. La guérison s'obtient après élimination des escarres et granulation de la plaie. Les phénomènes réactionnels locaux et généraux, parfois très intenses, s'apaisent vite quand on les traite par des pansements à l'eau oxygénée. Quand la plaie est détergée, on en réduit les dimensions par des bandages unissants ou des sutures médiates en U.

Traitement. — Le premier traitement des plaies des parties molles par balles comporte des indications que Ferraton a bien résumées : 1° *Ne pas toucher aux orifices;* 2° *ne pas explorer la plaie;* 3° *faire la toilette sèche de la peau au tampon aseptique, au tampon imbibé d'alcool ou de teinture d'iode;* 4° *appliquer le pansement ordinaire.*

L'occlusion des orifices, la *suture*, le *débridement préventif* sont à rejeter.

Pour le premier pansement des plaies par balles, le paquet de pansement individuel suffit. En principe il est appliqué dans les nids de blessés ou au poste de secours.

PAQUET DE PANSEMENT INDIVIDUEL DU SOLDAT FRANÇAIS. — Il en existe plusieurs modèles. Le modèle *ancien* est contenu dans deux enveloppes de toile ordinaire, puis dans une toile imperméable en partie faufilée, en partie collée, qui le protègent contre les souillures extérieures et l'humidité.

Ses éléments sont constitués: 1° par un carré de gaze; 2° par un carré d'étoupe purifiée entouré de gaze; 3° par une bande de coton et 4° par deux épingles de sûreté.

La gaze et l'étoupe sont antiseptiques; elles sont imprégnées de bichlorure de mercure.

Les événements n'ont pas permis qu'il soit remplacé complètement par le *nouveau* paquet de pansement individuel qui diffère du précédent : 1° parce que les pièces sont solidaires, 2° parce qu'il peut assurer le pansement de deux plaies éloignées; 3° parce qu'il est aseptique.

Le paquet ancien est renfermé dans une enveloppe de papier

japonais très résistant et imperméable à l'eau tout en étant léger. On l'ouvre en tirant sur un petit lacet de toile qui fait saillie à l'un des angles du paquet.

Il comporte *deux* pansements constitués chacun d'un coussinet de coton hydrophile enveloppé de gaze. L'un de ces pansements est fixe ; il est cousu à la bande de toile qui doit entourer le membre blessé, l'autre pansement est mobile et se déplace sur la bande grâce à la présence de deux lacets qui font glissière.

Les matériaux qui constituent ce dernier pansement ont été stérilisés à l'autoclave et ne comportent l'adjonction d'aucun produit antiseptique.

La solidarité de toutes ses parties constituantes rend son application plus facile et diminue ses chances de contamination. Pour mieux assurer son incontaminabilité, deux signes distincts (croix rouge et croix noire inscrites dans un cercle) indiquent la place où il doit être saisi avec la main droite et la main gauche. Pour déplacer le pansement mobile sans le souiller, on a cousu à l'un de ses angles une petite patte rouge par laquelle il doit être pris.

On ne saurait trop y insister, le pansement individuel est « une réserve toute prête de matériel portée par le blessé ». En principe, il ne doit pas être appliqué par lui, par un camarade ou un gradé, mais par un médecin ou un infirmier exercé. La chose est hors de conteste ; mieux vaut ne pas panser une plaie que de la mal panser et il est sage de considérer comme suspect et comme devant être refait tout pansement qui n'aura pas été exécuté par un idoine (H. Billet). La nécessité de désinfecter la peau au préalable en fait une obligation.

Le pansement est appliqué directement sur la peau, le vêtement ayant été *décousu* ou *sectionné en un lambeau* qui permet de découvrir la plaie et ses environs. Un infirmier doit être exclusivement chargé de ce soin.

Un autre ouvre les pansements.

Celui qui applique le pansement a eu soin de désinfecter ses mains. Le savonnage est moins pratique que l'immersion pendant trois minutes dans l'alcool à 90°, au besoin dans l'alcool dénaturé additionné, par litre, de 5 centimètres cubes de teinture d'iode au 1/10e (solution au 1/2000).

Quand on veut désinfecter le pourtour de la plaie avec l'iode, pratique excellente, en honneur dans la pratique chirurgicale de toutes les armées, l'application se fait *à sec*, sans lavage préalable au savon, à l'eau, à l'alcool, à l'éther, etc.

Une seule couche suffit. Plusieurs couches sont inutiles et pourraient être nuisibles. Il faut *éviter toute friction.*

Sur les joues, les paupières, les organes génitaux, on emploiera la teinture d'iode *dédoublée*; sur toutes les autres régions, la teinture d'iode pure.

Les accidents auxquels donne parfois lieu la teinture d'iode (érythèmes, vésications, excoriations, ulcérations) sont surtout le fait d'applications trop larges, multipliées, de frictions, de réactions d'antiseptiques, mais aussi d'applications de teinture vieillie.

Le service de santé est doté de teinture d'iode inaltérable (Courtot), d'un transport facile grâce à son incorporation dans des comprimés (Pellerin). Ces comprimés se dissolvent instantanément dans l'alcool à 95° et sont dosés de façon à donner une solution au 1/20° qui n'est pas caustique.

Robert et Carrière ont renfermé l'iode sublimé dans des ampoules de verre. On brise l'ampoule et on en verse le contenu dans un tube qui lui est annexé et qui renferme une quantité d'alcool à 95° pour obtenir de la teinture d'iode.

La teinture d'iode est actuellement le meilleur et le plus sûr désinfectant à utiliser dans la pratique de la chirurgie de guerre aussi bien dans les formations de l'avant qu'à l'arrière.

Le bichlorure de mercure et l'acide phénique dont sont imprégnés les paquets individuels, ancien modèle, comme la plupart des pansements individuels des diverses armées, exposent, quand on emploie la teinture d'iode, antiseptique aujourd'hui préféré pour le traitement primitif des plaies, à des accidents d'irritation qu'on ne constate que rarement avec un pansement aseptique.

Au cours de la guerre de Mandchourie, cette action irritante fut si marquée que les Russes et les Japonais qui se servaient de pansements bichlorurés, durent renoncer à l'emploi de la teinture d'iode pour la désinfection des plaies.

Nous venons de constater, sur des blessés de la guerre actuelle, les irritations cutanées signalées par les chirurgiens russes. On pourrait tourner la difficulté et éviter ces inconvénients en appliquant au préalable au-dessous de chaque pansement un petit carré de gaze repliée et cela aux postes de recueil ou de secours.

La contention temporaire du premier pansement est le plus souvent assurée par la bande qu'il renferme. On peut la parfaire par l'application supplémentaire d'une nouvelle bande.

Dans les formations de l'arrière où le matériel n'a plus la fixité qu'il a à l'avant, on a conseillé comme moyen d'assujettissement du pansement, les sparadraps caoutchoutés adhésifs du type leucoplaste, vulvoplaste, etc., etc. Nous n'avons pas été satisfait de l'usage que nous en avons vu faire.

Il est contre-indiqué de multiplier les pansements des plaies des parties molles produites par les balles, lésions minimes et qui présentent des conditions déjà si favorables pour leur guérison spontanée.

Les plaies produites par les balles ricochées sont, nous l'avons vu, sujettes à des complications suppuratives, d'apparition rapide. Les incisions faites, on pansera avec les topiques usuels. L'eau oxygénée est ici particulièrement recommandable pour le premier pansement consécutif. Les solutions phéniquées fortes, les attouchements de chlorure de zinc en solution au $1/10^e$, l'iode en instillations ou en simples attouchements, l'éther en instillations, etc., etc., sont fort utiles. On n'oubliera pas que ces plaies sont souvent *compliquées de corps étrangers vestimentaires* et de la présence de la balle, et *dans ces cas le topique à employer doit être unique* : c'est à l'eau *oxygénée qu'il faut recourir*. Ces plaies en effet sont de celles qui sont menacées de tétanos et de gangrène gazeuse, et l'eau oxygénée est un toxique pour les microbes anaérobies qui provoquent ces complications.

Le pansement des plaies larges des parties molles par les balles de schrapnels et les éclats d'obus relève des mêmes principes et comporte les mêmes pratiques. Nous n'y insistons pas davantage ici, devant y revenir à propos des complications.

CHAPITRE IV

LÉSIONS DES VAISSEAUX

BLESSURES DES ARTÈRES

D'après les narrations des guerres, les blessures des gros
vaisseaux seraient rares. Les expériences cadavériques ont
montré, au contraire, qu'elles étaient très fréquentes (Delorme,
Chauvel, Fessler). Leur gravité extrême est la raison de la
rareté des cas observés et plus tard publiés. Il y a de nouvelles
précisions à fournir sur leur proportionnalité totale et sur leur
proportionnalité relative.

Avec les balles Gras et Lebel, dans l'immense majorité des
cas, quand le projectile rencontrait sur son trajet des artères,
il les entamait ou les contusionnait. Leur élasticité, leur mobilité,
la fluidité de leur contenu ne leur permettait guère d'échapper
à l'action de la balle. Il en fut de même avec la balle S dans les
Balkans.

Les lésions observées sur les artères sont : des *contusions*,
des *plaies latérales*, des *perforations*, des *sections*.

Contusions. — Moins exceptionnellement constatées que
les plaies, parce que l'hémorragie foudroyante n'est pas, avec
elles, conséquence fatale.

On en distingue *trois degrés* (Delorme).

Dans le *premier degré apparent*, l'artère est ecchymosée à
sa surface et, à son intérieur, elle présente de fines éraflures
transversales qui sembleraient produites par la pointe d'une
épingle qui aurait passé sur la face interne de l'artère. Ces
solutions de continuité répondent aux interstices horizontaux
des faisceaux musculaires et élastiques de la tunique moyenne.
La contusion est donc représentée par une série de plaies
internes.

Que la tunique moyenne soit fissurée profondément, transversalement, en des points correspondant au trajet du projectile exclusivement et qu'elle présente une véritable plaie interne localisée et irrégulière, on a le *deuxième degré*.

Dans le *troisième degré*, les lésions profondes, de même caractère, ne sont plus localisées, elles sont étendues à toute la lumière du vaisseau. A l'extérieur l'artère est plus ecchymosée et elle est rétrécie au point frappé.

Ces notions sont très importantes à connaître. Si, à la rigueur, dans le premier cas, la formation d'un caillot oblitérateur n'est pas fatal (Matthew), elle est certaine dans les deux derniers et la paroi très attrite est exposée au sphacèle. Mais, dans le dernier degré, le rebroussement complet des tuniques internes a donné plus de solidité au caillot que dans le deuxième degré.

Ces contusions peuvent donc, surtout dans des plaies aseptiques, n'avoir *aucune conséquence* (1er degré); elles peuvent amener l'*oblitération de l'artère*, l'ischémie de son territoire et la disparition de son pouls, être suivies de la formation d'une *escarre*, surtout dans les plaies septiques, et d'*hémorragies* foudroyantes *consécutives*, enfin donner lieu à la formation d'*anévrismes*.

Les troubles de sensibilité, de motilité, auxquels donne lieu la contusion artérielle n'ont rien de caractéristique; la *gangrène* à distance donne de grandes présomptions; le *seul* signe de valeur est tiré :

1° *Des rapports étroits que le trajet de la balle affecte avec une artère;*

2° *De la disparition de son pouls alors qu'il n'y a pas eu d'hémorragie primitive notable et qu'on ne constate pas d'anévrisme.*

Ces signes sont précieux, parce qu'ils peuvent être recherchés primitivement.

Un blessé soupçonné d'être atteint d'une contusion d'une grosse artère ne *doit pas être transporté*.

Il doit être l'objet d'une grande surveillance. Son sort est en partie lié à l'asepsie ou à la septicité de sa plaie qui provoque la chute de l'escarre.

Il est prudent, si l'on a des doutes sur l'asepsie de la plaie, *d'aller à la recherche du vaisseau sans attendre l'hémorragie*, et s'il est très ecchymosé et surtout rétréci, de le lier au-dessus et au-dessous de la partie contuse.

Que ferait son incision, l'ablation de son caillot et la suture pour terminer? (opération qu'on a proposée). Après l'ablation du caillot, un autre caillot se reproduirait à la même place, au contact des irrégularités intérieures de la paroi artérielle et la suture de la paroi contuse ne tiendrait pas.

Plaies latérales. — Ce sont des pertes de substance à surface courbe, pouvant intéresser le quart, le tiers du diamètre transversal du vaisseau. L'échancrure est nette, parfois le bord est fissuré. Toutes les tuniques sont coupées au même niveau et la tunique moyenne n'est pas rétractée.

On a signalé des éraflures très superficielles sans ouverture de l'artère. Quand la plaie a intéressé la presque totalité du diamètre de l'artère, sous l'influence de mouvements imprimés au membre blessé elle peut se rompre, circonstance heureuse.

Perforations totales. — Les perforations de part en part sont très fréquemment constatées dans les expériences cadavériques, comme les perforations latérales.

C'étaient des plaies circulaires, ovalaires, exceptionnellement linéaires avec les balles Gras et la balle Lebel analogue à la balle Mannlicher autrichienne et à la balle Mauser allemande. *Avec les projectiles pointus, les plaies linéaires seront-elles moins exceptionnelles?* C'est à rechercher.

Les bords sont nets, à peine frangés; au-dessus et au-dessous de la lésion les tuniques internes ne sont pas rétractées.

Les dimensions des ouvertures sont d'autant plus petites que la vitesse du projectile est plus faible et inversement. Elles sont plus petites avec un projectile de plus faible diamètre et pointu.

La perforation des deux parois opposées est la règle.

Ces plaies *béantes*, dont l'obturation spontanée était impossible, donnaient naguère des hémorragies externes terribles : le sang s'écoulant librement par des plaies à orifices extérieurs larges. Aujourd'hui que ceux-ci sont rétrécis, l'hémorragie extérieure est moins fatale et moins abondante et *l'anévrisme faux primitif, plus observé, est une terminaison heureuse.*

Sections totales. — Elles se constatent surtout sur les petites artères. Sur les grosses, elles semblent devoir être consécutives à l'action de balles animées de grandes vitesses.

Des balles déviées, des balles de schrapnels les produiraient aisément.

A priori, ces blessures sembleraient les plus graves; dans la réalité, il n'en est pas ainsi, car les déchirures transversales, les effilochures, les lambeaux de la tunique moyenne, l'effilement de la tunique externe sur les deux bouts de l'artère, favorisent la formation de caillots, comme le rétrécissement total de la paroi consécutive à la rétraction des deux segments du vaisseau (1).

Les plaies des artères produites par les *éclats d'obus* présentent les caractères des plaies par arrachement, par contusion directe ou des plaies relevant des perforations latérales ou des sections (fragments anguleux, linéaires). Des petits éclats pourraient produire des perforations linéaires.

Les balles de schrapnels détermineraient d'ordinaire des contusions artérielles, moins souvent des perforations et des sections.

Dans les grands arrachements des membres par les gros projectiles ou leurs gros éclats, l'artère, outre sa section, a subi des étirements à distance. On s'explique ainsi l'absence d'hémorragie malgré la béance de grosses artères.

Les plaies artérielles produites par des esquilles projetées échappent à toute description.

Les rapports étroits que les grosses artères affectent avec les grosses veines font que les unes et les autres sont souvent simultanément atteintes.

1. Pendant la guerre des Balkans, on observa, aux courtes distances, des pertes de substances nettes des artères avec hémorragies; aux distances moyennes des plaies latérales, des perforations le plus souvent, plus rarement des contusions simples, des sections complètes souvent contuses et mâchées, des arrachements quand la balle arrivait par le travers; aux grandes distances des contusions surtout (Ferraton).

Symptomatologie. Pronostic. — Qui n'a appris les signes fondamentaux de la plaie artérielle : l'*hémorragie*, en jet le plus souvent, la couleur rutilante du sang *qui s'arrête par une compression sur le bout central; la disparition du pouls sur le bout distal.*

La concomitance des plaies artérielles et veineuses enlève à ce schéma de sa netteté ; l'hémorragie, avec les plaies étroites, est souvent devenue l'*hématome*, mais celui-ci apporte un nouveau signe : *sa pulsabilité.*

L'hémorragie externe, contrairement à ce qu'on pourrait supposer, n'est pas toujours importante alors que de gros vaisseaux ont été atteints. Sur 12 cas de lésions de ces gros vaisseaux, Hildebrandt et Kuttner n'ont relevé que 6 fois des hémorragies abondantes à côté de 5 hémorragies insignifiantes et de 1 moyenne. Ce sont là des faits de physionomie ambulancière qui ne traduisent qu'en partie la réalité. Les blessés atteints d'hémorragie grave succombent avant d'arriver aux ambulances si les plaies extérieures sont larges.

Un fait se dégage de l'expérience des guerres récentes, c'est qu'en raison de l'étroitesse des trajets creusés par les balles actuelles et de l'antisepsie ou de l'asepsie des plaies, le pronostic des blessures des gros vaisseaux s'est *quelque peu* amélioré sans être pour cela devenu beaucoup moins sévère. C'est surtout le pronostic des blessures des vaisseaux moyens qui s'est modifié.

Traitement. — 1° Sur le champ de bataille, au poste de recueil, au poste de secours, la *compression digitale* indirecte, remplacée de suite par la *compression mécanique indirecte* sont les premiers moyens à employer.

La compression digitale indirecte conserve sa supériorité pour les plaies de la carotide et de la sous-clavière.

Le *garrot* de Morel et la *cravate de Mayor* (cravate avec nœud appliqué sur le trajet artériel) sont les procédés de compression indirecte mécanique les meilleurs. Ils n'ont d'inconvénient que quand, contrairement à leur but, on en prolonge l'emploi. Ils doivent rester procédés de fortune, d'*application absolument temporaire.*

L'extension ou la flexion forcées des membres est un moyen adjuvant utile. Dans certaines plaies larges, le personnel *médical* peut utiliser un *tamponnement aseptique.* Il n'a d'inconvénient que si la durée de son emploi est abusivement prolongée et si le blessé est perdu de vue (guerre russo-japonaise, guerre des Balkans).

Le blessé arrive-t-il dans une formation fixe ou susceptible d'être fixe, *il y restera.* Quel que soit le traitement définitif qu'il ait à subir, il *ne doit pas être transporté.* Le transport expose au déplacement des caillots et ne permet pas de surveillance.

Des blessés de la poitrine, pendant la guerre du Transvaal, furent atteints d'hémorragie interne, d'hémothorax dans la proportion de 90 pour 100 quand ils furent transportés, et dans la proportion de 30 pour 100 quand ils furent maintenus sur place (Makins).

Quel que soit le traitement utilisé, on doit l'employer si possible, avant de relever le blessé de son état syncopal ou au moins en même temps.

C'est à l'ambulance que se posent les premières indications du traitement dit définitif.

Elles sont transcrites et expliquées dans les lignes suivantes de ma Communication académique du 24 février 1914 :

« Pendant longtemps la pratique de la chirurgie de guerre dans les cas de blessures des grosses artères, s'est réduite à ces deux formules :

« 1° L'ouverture d'une grosse artère réclame, comme *traitement immédiat,* la *compression,* en attendant qu'on s'adresse à la *ligature directe et double,* c'est-à-dire portée au-dessus et au-dessous de la lésion. Cette ligature était jugée *opération d'urgence.*

« 2° *L'hémorragie est-elle suspendue* lorsque le chirurgien voit le blessé, on peut soit *attendre* en le surveillant, soit pratiquer une *ligature directe* si l'on craint d'être surpris par une récidive hémorragique.

« Telle était la règle, dont l'application subissait l'aléa des circonstances. En fait, les ligatures immédiates ou rapides des gros vaisseaux se comptaient par unités dans les narrations des campagnes et, malgré le nombre des compresseurs extemporanés connus et tant divulgués, le secours immédiat n'arrivait guère à temps; les morts par hémorragie, sur le champ de bataille ou à proximité, atteignaient l'énorme proportion que l'on sait : le sang trouvait échappée si facile par les plaies relativement larges faites par les balles, par les orifices plus larges encore laissés par les éclats des obus!

« La suppuration qui s'emparait des plaies, en provoquant le déplacement ou la fonte du caillot, et dans les contusions artérielles, la chute de l'escarre, enfin les infections, augmentaient consécutivement le nombre des morts par hémorragie. Bien rares étaient les cas d'anévrismes. J'eus beaucoup de peine, pour mon *Traité de chirurgie de guerre*, à en lire un nombre de cas qui me satisfasse. Otis, pendant la guerre de Sécession, qui donna plusieurs centaines de mille blessés, n'en n'avait relevé que 74 observations, et Pirogoff, le vétéran des guerres russes, n'avait jamais observé, nous dit-il, d'anévrisme artérioso-veineux produit par un projectile.

« Plus que des secours mieux entendus, certaines dispositions des plaies déterminées par les balles actuelles et aussi, il faut le remarquer, la guérison plus rapide et plus simple des plaies extérieures, a apporté à ce redoutable pronostic des blessures des gros vaisseaux une atténuation qui a commencé à frapper les chirurgiens pendant la guerre du Transvaal, et qui a continué à impressionner ceux qui ont soigné les blessés des campagnes de Mandchourie et des Balkans. La nature du traumatisme artériel et veineux était la même ; c'étaient toujours les *contusions*, les échancrures ou *perforations latérales*, les *perforations centrales* à *l'emporte-pièce* que Lidell et moi avons décrites; mais ce qui avait changé, c'était l'étroitesse du canal creusé dans l'épaisseur des parties molles qui facilitait l'hémostase spontanée.

« En général, le nombre des cas de grosses hémorragies externes avait diminué et celui des hématomes artériels, d'anévrismes artériels et artérioso-veineux s'était accru assez pour qu'on ait dû en prendre souci et discuter les modes de traitement actif qui leur étaient applicables. On s'était même fait illusion sur leur degré de fréquence, ce que traduit la formule de Loison : *dans les guerres antérieures les hémorragies étaient fréquentes et les anévrismes rares; le rapport a été inverse dans les guerres actuelles.* Ces anévrismes restaient, en somme, rares. Bornhaupt, sur 5600 blessés vus à l'arrière, n'en relève que 8 cas; c'est beaucoup comparé au chiffre de zéro d'autrefois, mais ce n'est peut-être pas assez pour avoir une confiance excessive dans la formation salutaire de ces anévrismes et en se basant sur leur apparition possible pour donner comme règle que :

« *Dans les blessures des gros vaisseaux il ne faut plus faire de ligature à proximité du champ de bataille, mais se contenter d'une compression, de l'immobilisation du membre.* Transporté de suite à l'arrière, dans des formations fixes qu'il atteint après un temps impossible à préciser, le blessé y serait traité, au besoin, de son anévrisme.

« Cette maxime nous a été fournie pendant la guerre de Mandchourie par un chirurgien qui voyait les blessés à l'arrière, c'est-à-dire qui ne voyait qu'une partie du tableau, mais Manteuffel, dont l'expérience avait été acquise, au contraire, sur le champ de bataille et sur les lignes d'étapes, qui avait été impressionné par la gravité des hémorragies sur la ligne de feu et vu, sur les lignes d'étapes, les cas de gangrène provoqués ou accélérés par des compressions hémostatiques trop continues, enfin les récidives hémorragiques dues aux déplacements de caillots pendant les transports, Manteuffel restait attaché à la pratique de la ligature rapide et de l'immobilisation sur place. « Il ne faut pas avoir vu, dit-il, ces cadavres exsangues que les convois de blessés abandonnent nombreux à chaque station pour se rendre compte de la gravité des plaies des vaisseaux malgré leur apparente bénignité. »

« C'est là, la vision, l'opinion la meilleure; c'est celle qui est adoptée communément dans la pratique journalière. C'est celle que j'ai toujours soutenue quelles que soient les difficultés de son application en campagne. » C'est encore à elle qu'il y aurait lieu de recourir. Je la formule ainsi :

Dans les blessures des gros vaisseaux, *la ligature après compression doit rester une opération d'urgence,* au cas où *l'hémorragie continue;* en cas d'arrêt, *le blessé serait immobilisé sur place et à surveiller.* La surveillance certainement s'exercerait mieux dans les formations de première ligne que sur une ligne d'étapes de route ou de voie ferrée. Quand on le jugerait opportun, on évacuerait ce blessé sur l'hôpital le plus proche.

Il ne faudrait pas, du reste, s'exagérer le nombre des opérations ou des surveillances; la gravité toujours extrême des blessures des grosses artères, même par les petits projectiles actuels, ainsi qu'en témoigne la remarque de Brentano pendant la campagne de Mandchourie, cette gravité limiterait singulièrement les unes et les autres.

Il ne faut pas oublier, d'autre part, que les lésions des artères par les projectiles de guerre sont le plus souvent des lésions *béantes* sans rétraction des tuniques artérielles, des lésions, par conséquent, présentant des conditions très défavorables à l'hémostase et à la cicatrisation spontanées.

La *suture des artères* a été recommandée dans ces derniers temps dans les plaies par projectiles. L'étendue de ces plaies, leurs caractères tirés de leurs pertes de substance, de la contusion de leurs bords, de l'infection toujours à craindre, alors que la suture ne peut réussir que dans des cas de blessures rigoureusement aseptiques, ces conditions la rendent peu recommandable en général. Tout au plus, théoriquement, cette méthode aux résultats si incertains dans les plaies par balles de la pratique commune semblerait admissible dans des plaies linéaires (balles pointues, petits éclats tranchants d'obus) reconnues au cours d'une tentative de ligature.

Elles seraient plus acceptables dans les blessures des grosses veines, mais leurs hémorragies sont bien moins redoutables que celles des artères.

C'est la suture directe de Carrel avec fils en U ou en surjet qui est à préférer.

Les hémostatiques ne peuvent servir que pour arrêter les hémorragies en nappe (solutions alunées, alcool concentré, antipyrine, adrénaline, eau oxygénée, sérum de cheval, etc.).

Les hémorragies artérielles surtout donnent lieu à des accidents d'anémie aiguë qu'il faut combattre. Nous en reparlerons plus loin.

BLESSURES DES VEINES

Les parois des veines sont moins fragiles que les parois artérielles; elles sont plus extensibles dans le sens transversal.
L'expérimentation a montré qu'elles échappent plus que les
artères à l'action des projectiles qui les frôlent. Alors que
l'artère accolée est apparemment contuse ou qu'elle présente
une plaie latérale, la veine paraît intacte.

Les traumatismes produits par les balles sont des *contusions*,
des *plaies latérales*, des *perforations totales*, des *sections*.

Contusions. — Les veines contuses ne présentent pas les
lésions si caractéristiques des artères. Tandis que la tunique
externe est très attrite, on ne constate pas, sur le cadavre,
d'éraillures ou de séparations de la tunique interne. Le *sang
continue à circuler dans le vaisseau.*

Plaies latérales. — Ce sont des échancrures analogues à
celles des artères.

Perforations totales. — La même remarque s'applique
aux perforations totales, mais déjà avec les anciens projectiles
elles étaient plus réduites, souvent linéaires, à bords peu
contus et on les constatait sur des vaisseaux de calibre moindre.

Sections. — Ce sont des déchirures ou écrasements inégaux
des tuniques du vaisseau en un point, parfois des sections
nettes.

Les blessures produites par les éclats de gros projectiles sont
assez analogues à celles des artères, mais on ne note pas de
ruptures à distance.

Nous n'insistons pas sur le signe bien connu des blessures
veineuses : *Hémorragie de sang noir s'échappant en bavant,
s'arrêtant par une compression distale.*

On soupçonnera une contusion quand il n'y a ni hémorragie
ni suffusion sanguine et que le trajet de la balle correspond à
celui du tronc veineux.

Le plus souvent la veine reste perméable ; sa thrombose primitive est rare ; l'introduction de l'air dans les veines est une complication très exceptionnelle et spéciale à certaines régions. Les anévrismes artério-veineux, rares autrefois, sont à l'heure actuelle moins exceptionnels.

La *compression* suffit d'ordinaire à arrêter les hémorragies des grosses veines. La *ligature* ne serait employée qu'en cas d'hémorragies très sévères, avec plaies extérieures étendues ou dans une plaie dans laquelle on rechercherait l'artère voisine également blessée. En pareils cas, on jugera, *de visu*, de l'opportunité d'une *suture*.

Accidents des blessures des gros vaisseaux.

C'est d'abord l'*anémie aiguë* pouvant aller jusqu'à la *mort apparente*.

Anémie aiguë. — Aux signes faisant partie de la symptomatologie des hémorragies s'ajoutent les tintements d'oreille, éblouissements, frissons, nausées, vomissements, émission involontaire des urines, dilatation des pupilles, grande accélération et petitesse du pouls, abaissement considérable de la température, téguments décolorés, flasques, sueurs froides, vertiges, tendance à la syncope ou syncope.

La syncope est souvent providentielle.

Ce sont là les signes primitifs auxquels peuvent s'ajouter ultérieurement : la faiblesse générale plus ou moins persistante, la diarrhée.

L'anémie est d'autant plus aiguë que la perte de sang a été plus rapide ; son influence sur le cerveau, sur le bulbe est immédiate.

Les pertes de sang successives retardent la réparation des plaies, augmentent la tendance à la suppuration, ouvrent la porte aux infections (Kirmisson).

Après avoir arrêté l'hémorragie, on combattra la syncope par la position déclive tête en bas, les frictions, la flagellation, la respiration artificielle, les inhalations d'éther, etc., la position élevée des membres. Au besoin on s'adressera aux *injec-*

tions sous-cutanées d'éther sulfurique (1, 2, 3 seringues de Pravaz), aux injections d'huile camphrée, de caféine, aux *injections de sérum physiologique* (sel marin 7/000). Les injections sous-cutanées de sérum sont dirigées contre les accidents les moins graves, les injections intra-veineuses contre les plus graves. Ces injections remplacent la *transfusion*, qu'il serait presque impossible d'ailleurs d'utiliser dans la pratique de la chirurgie de guerre si elle était plus efficace et plus exempte de danger.

Mort apparente. — Bien que la syncope allant jusqu'à la mort apparente puisse être produite par la douleur, les impressions morales vives, le froid, les fatigues extrêmes, la faim, c'est l'hémorragie grave qui la détermine le plus souvent.

Quand la syncope est prolongée, ce qui n'est pas rare, elle pourrait donner lieu sur le champ de bataille à des méprises, si l'on n'avait soin, lors des inhumations, de bien rechercher les signes certains de la mort. Dans le cas de moindre doute, on doit laisser le blessé sur place.

Les exemples qui suivent ne doivent pas quitter le souvenir du chirurgien de bataille.

Laussucq, caporal au 44° de ligne, est atteint à la face par une balle et laissé pour mort dans la plaine de Médole. Ce n'est que le *lendemain*, au moment où l'on s'occupe de l'inhumation des morts, qu'on reconnaît quelques signes de vie. Laussucq est retraité (Chenu).

J'ai éprouvé, dit Nusbaüm, une épouvantable émotion après la bataille d'Orléans les 10 et 11 octobre 1870, lorsque une nuit sombre, froide et profonde, qui força à s'arrêter, produisit tant de léthargies. Nous revînmes plusieurs fois, avec quatre ou cinq porteurs, auprès de blessés qui avaient été laissés pour morts, alors que le battement de leur cœur se faisait encore bien sentir, et, après les avoir recueillis, réchauffés, ravitaillés, nous les ramenâmes à la vie. Perte de sang, épuisement, faim, froid, frayeur, me parurent les causes de ces léthargies. Il est épouvantable de penser que ces pauvres et braves jeunes gens aient pu rester gisant *moribonds* dans les fossés qui bordent les routes, tandis que les porteurs allaient et venaient, autour d'eux sans les regarder. Il n'y a pas le moindre doute que la léthargie ne puisse se changer en une vraie mort, lorsqu'il se passe plusieurs heures sans qu'il arrive aux blessés d'être soulagés ou réchauffés (Nusbaüm).

Anévrismes traumatiques. — Anévrismes artériels. — Les anévrismes traumatiques artériels se présentent sous des aspects divers. Tantôt, c'était un hématome diffus, tendu, soufflant; d'autres fois, un hématome plus ou moins vaste, qu'une brusque hémorragie, à la levée de la compression, a augmenté ; parfois, c'est une infiltration plus ou moins large, *silencieuse*, avec pouls périphérique atténué, mais cependant encore perceptible (Laurent). On comprend dès lors que ces derniers anévrismes soient méconnus au début d'une campagne, comme l'a constaté le Professeur Laurent de Bruxelles. Chez certains, l'hématome est tendu, très douloureux, infecté. On pourrait croire à un vaste phlegmon qu'on serait tenté d'inciser. On sait que semblables erreurs ont été commises par les plus grands chirurgiens.

Après plusieurs semaines ou des mois d'attente pendant lesquels le tissu cellulaire du membre, refoulé par le sang, a eu le temps de s'organiser, de s'épaissir, de constituer une véritable poche, on a affaire le plus souvent à une tumeur localisée, bien circonscrite, de petit volume, dure, soufflante ; c'est l'anévrisme artériel ou artério-veineux mûri pour l'opération.

Dans tous les cas, son traitement, l'opération, mérite d'être conduit par un chirurgien de carrière, car il est émouvant et difficile.

Cette opération, dans l'hématome artériel diffus *primitif*, c'est, après compression préalable de l'artère principale à distance, *l'ouverture large de la poche*, la recherche du vaisseau blessé, *la ligature au-dessus et au-dessous* de la perforation latérale ou de la perforation de part en part, et la section, en travers, de ce qui tient encore du vaisseau traversé.

Quand l'opération, au lieu d'être primitive, a été *retardée* de une ou plusieurs semaines, les transformations qu'ont subies la poche, son contenu et ses alentours, rendent la recherche de l'artère plus laborieuse, mais le mode d'obturation est le même.

Dans des anévrismes bien circonscrits, on a recours à ces deux procédés aujourd'hui classiques qui consistent : 1° *soit à disséquer l'anévrisme comme une tumeur* et à *l'exciser* après avoir lié l'artère au-dessus et au-dessous de la lésion, ou 2° *à ouvrir le sac*, à chercher au fond l'artère, à pratiquer sur elle une ligature double et à exciser ce sac partiellement ou complètement.

L'extirpation, méthode de choix aujourd'hui, est bénigne dans ces cas. Après la Guerre de Mandchourie, Bornhaupt rapportait 14 cas d'anévrismes traumatiques traités par elle, quatre semaines environ après la blessure ; les 14 opérés avaient guéri. Saïgo, à la suite de la même campagne, avait signalé 14 guérisons sur 15 extirpations d'anévrismes artériels. Les faits du Professeur Laurent, de Bruxelles, sont aussi concluants.

Anévrismes artérioso-veineux. — La fréquence relative des anévrismes artérioso-veineux au cours des guerres récentes a frappé les chirurgiens. Alors qu'on n'en avait relevé que 1 cas sur 2000 blessés pendant la guerre de 1870-71, Hildebrandt en a observé 4 cas sur 100 blessures vasculaires. Pendant la campagne du Maroc plusieurs blessés ont été traités dans nos hôpitaux de base pour ces anévrismes (Rouvillois). Il sera indiqué au cours de cette guerre d'en supputer le nombre et d'éclaircir des points encore obscurs de leur histoire.

C'est à la suite d'une perforation totale artério-veineuse, d'une échancrure de l'artère et de la veine par un projectile qui s'est insinué entre elles ou enfin après une contusion double artério-veineuse ou une contusion d'un vaisseau concomitant de l'échancrure de l'autre qu'ils se présentent.

Ces anévrismes s'offrent sous deux aspects cliniques principaux :

Tantôt c'est l'hématome immédiat, diffus, progressif, devenant rapidement énorme, menaçant le membre de rupture et de gangrène, douloureux, se reconnaissant à un souffle intense et propagé au loin avec thrill. Tantôt c'est la tuméfaction circonscrite, progressive, de développement modéré, incitant autant à l'expectation que l'autre engageait ou à la ligature immédiate ou à l'amputation. C'est parfois la tumeur à apparition tardive sans hémorragie préalable notable, c'est enfin la varice anévrismale.

Ces caractères différents correspondent en partie au genre de lésion : deux échancrures tendent à donner naissance à la varice anévrismale ; la contusion artério-veineuse à la tumeur tardive ; les larges perforations et échancrures à la tuméfaction rapide.

Le sac des anévrismes organisés est ou latéral ou circonférentiel.

En principe ces anévrismes doivent être traités à l'arrière

par des chirurgiens de carrière, comme les anévrismes artériels quand ils ne sont pas menaçants. Mais quand ils sont
de développement très rapide ils *imposent la ligature immédiate* ou une opération plus simple, *l'amputation*. Il semble
bien qu'il ne devrait plus y avoir sur ce point de discussions.
Il y a là un intérêt vital et comme on doit au début charger
tout praticien de leur traitement, on ne doit pas hésiter à
amputer.

Dans d'autres conditions on s'adressera aux interventions
conservatrices. La *ligature à distance* est condamnée ; elle est
insuffisante. L'*extirpation* entraîne à des dégâts compromet-
tants sur un membre dont la vitalité est très compromise. C'est
à l'*incision du sac suivie de la ligature intra-sacculaire* de
l'artère et de la veine au-dessus et au-dessous de la lésion qu'il
faut recourir.

La *suture* ne pourrait réussir que dans les cas de fissures ou
d'échancrures minimes de l'artère ou de la veine. On pourrait,
en cas de besoin, l'associer à la ligature du deuxième vaisseau.

Des hémorragies retardées et secondaires. — Les
hémorragies retardées surviennent d'ordinaire au bout de 24,
48 heures après l'hémostase spontanée ou provoquée.

La cessation d'une syncope, les mouvements intempestifs du
blessé, ceux qu'on lui imprime pendant l'application de pansements, lors des manœuvres d'exploration, de recherche d'esquilles, les mouvements qu'impose un transport, provoquent le
déplacement des caillots obturateurs.

Les hémorragies retardées sont bien plus rarement observées
à la suite des plaies veineuses que des plaies artérielles.

Hémorragies secondaires. — Elles sont liées surtout à la
septicité des plaies. Très fréquentes autrefois, elles sont devenues plus rares de nos jours, mais on les observe encore (septicémie, scorbut, etc.).

La chute de l'escarre d'une artère contuse, l'ulcération d'un
vaisseau par une esquille, par un corps étranger métallique,
plus souvent la désagrégation d'un caillot par la suppuration,
la chute prématurée d'un fil septique et même aseptique, en
sont les causes.

On distingue des hémorragies survenant du 8e au 15e jour (hâtives) et des hémorragies apparaissant du 30e au 40e jour (tardives).

Souvent, surtout quand elles sont liées à la chute d'escarres, elles s'annoncent par quelques prodromes auxquels le chirurgien s'arrêtera : frissons, douleurs vagues, petits suintements sanguins, se renouvelant et s'aggravant à mesure que l'escarre se sépare davantage et souillant les pansements d'une *teinte rosée* (Roux).

La *compression directe* ou *indirecte* sont les premiers moyens à employer, en attendant qu'on pratique la *ligature des deux bouts du vaisseau sans tarder*. Voilà le traitement de choix. La ligature à distance serait déplorable.

L'eau chaude, les solutions alunées, les solutions d'adrénaline, de gélatine (5 à 10 gr. de gélatine rigoureusement stérilisée dans un litre de sérum artificiel), d'antipyrine, de sérum antidiphtérique peuvent être utiles, employées isolément ou avec la compression directe et avec, comme traitement interne, l'ergotine en injections hypodermiques (extrait fluide du Codex 0,50 en une fois ; par 24 heures 2 gr. 50), la gélatine blanche, en injections hypodermiques (1/50e), le chlorure de calcium (4 gr. par jour pendant 4 à 5 jours), le sérum de cheval comme topique et en injections hypodermiques, la quinine à haute dose.

CHAPITRE V

BLESSURES DES NERFS

Leur forme, leur mobilité, leur élasticité leur permettent d'échapper dans une certaine mesure à l'action des balles, surtout quand celles-ci sont pointues et animées d'une faible vitesse.

Les lésions sont des *contusions*, des *abrasions partielles*, des *perforations*, des *abrasions totales*.

1° **Contusions**. — Nous avons distingué *deux* degrés de contusion. Dans le *premier*, la contusion est légère. Extérieurement le nerf ne paraît pas atteint ; dans son intérieur quelques fibres sont détruites.

Dans le *second* degré la forme extérieure du nerf a changé ; il est rétréci au point frappé, dilaté en fuseau au-dessus et au-dessous par le refoulement de la myéline. Le névrilemme est décollé.

2° **Abrasions partielles**. — Ce sont des échancrures plus ou moins régulières avec refoulement myélinitique.

3° **Perforations**. — La balle a traversé le nerf à son centre, linéairement, laissant en apparence intactes deux parties latérales (Freyer). Ces lésions ne s'observent pas exclusivement sur les plus gros nerfs. Des nerfs de second calibre, le médian, le radial, le cubital dont le diamètre est inférieur au projectile sont également perforés.

Nous ne savons pas quel est le degré de fréquence de cette curieuse variété de traumatisme que les anciennes balles ne produisaient pas et qui est à préciser.

4° **Abrasions, sections totales**. — Dans ces cas le nerf a subi une solution de continuité. Ses extrémités sont mâchées, effilées avec refoulement myélinitique (balles, éclats d'obus).

Signes des blessures des nerfs. — Les troubles de *sensibilité*, de *motilité* (paralysie, crampes, contractures), les *troubles à distance* d'ordre réflexe qui peuvent se montrer immédiatement ou peu après le traumatisme sont trop connus pour qu'ils nous arrêtent.

Contentons-nous de dire que la douleur immédiate localisée ou à distance est rare (moins de moitié des cas), que les troubles à distance immédiats appartiennent au groupe hystérique.

Les troubles consécutifs sont des troubles de *sensibilité*, de *motilité*, de *nutrition* ou bien ils relèvent de processus *irritatifs*.

Si l'évolution aseptique des blessures des nerfs par coup de feu s'opère sans phénomènes irritatifs importants, dans les cas d'infection, de *névrite aiguë*, les douleurs localisées et irradiées sont vives, tenaces, intermittentes ou continues, accompagnées parfois de fièvre, de spasmes, de contractures. La névrite devenue *chronique* peut prendre la *forme ascendante* et gagner jusqu'aux racines médullaires, extension moins fréquente qu'autrefois. Dans certains cas, les douleurs entraînent un véritable *tétanos sensoriel* (Weir Mitchell). L'hyperesthésie est extrême et se réveille au moindre contact, bien plus, à la moindre appréhension de contact. La *causalgie*, l'état luisant de la peau et les troubles aigus de la nutrition dus à la névrite sont de connaissance commune. Rappelons enfin que dans les cas extrêmes, on a observé jusqu'à des troubles cérébraux très accusés.

Pour plus rares qu'ils soient de nos jours, grâce à l'évolution aseptique de beaucoup de nos blessures, les phénomènes névritiques n'en sont pas moins des complications toujours à craindre, aussi doit-on s'évertuer à les prévenir ou à les limiter en prenant un soin tout particulier surtout des blessures des régions occupées par de gros nerfs.

Le diagnostic général des blessures des nerfs par les projectiles est d'ordinaire facile, mais c'est quand il s'agit de déterminer la nature de la lésion que la solution du problème est délicate, souvent impossible. Ainsi s'expliquent nombre d'interventions injustifiées.

Traitement. —Le traitement, réduit naguère aux indications symptomatiques, s'est enrichi, à la suite des dernières guerres, d'adaptations de techniques empruntées à la chirurgie journalière. Nous allons en apprécier la valeur en reprenant ce que nous en avons dit tout récemment à l'Académie de Médecine (24 février 1914) (1).

Ces techniques, nous devons avant tout le faire remarquer, relèvent surtout de la pratique *des chirurgiens de l'arrière. A l'avant, toute intervention paraît contre-indiquée*, ne fût-ce qu'en raison des difficultés extrêmes du diagnostic, de la complexité d'une symptomatologie trompeuse, excessive, mais qui s'éclaircit dans la suite, et l'on doit s'y contenter de panser la blessure en évitant toute irritation.

Il était d'autant plus indiqué d'utiliser ces techniques à l'arrière que la chirurgie nerveuse n'est pas si impérieuse, quant au temps de l'intervention, que la chirurgie vasculaire ; qu'on a ainsi tout le loisir de pratiquer ces opérations dans les hôpitaux de l'arrière, à son heure, dans les meilleures conditions d'installation voulues : l'une des conditions du succès de ces applications résidant précisément dans une asepsie rigoureuse.

On ne pourrait qu'hésiter, en effet, à pratiquer *primitivement* des sutures dans nos plaies menacées d'infection. *Il est préférable, pour intervenir, d'en attendre la cicatrisation.*

D'un autre côté, les gros nerfs sont le plus souvent blessés en même temps que les artères dont ils sont les satellites, et l'on est tout naturellement conduit à ne s'intéresser à leurs blessures que consécutivement, lorsqu'on opère l'anévrisme qui les accompagne et dont le traitement prime naturellement celui de la lésion nerveuse.

« Les lésions présentées par les nerfs frappés par les projectiles sont, disais-je, à la fois moins favorables pour le succès d'une opération et plus favorables pour la cicatrisation spontanée que les lésions observées dans la pratique journalière. Là, les troncs nerveux ont été le plus souvent divisés par un instrument ou un objet tranchant ; ils n'ont pas subi de pertes

1. Rapport sur un Travail du Professeur Laurent, de Bruxelles : *Les anévrismes et les blessures des nerfs en chirurgie de guerre.* O. C.

de substance et si la guérison s'est opérée avec formation d'un névrome, le sacrifice de celui-ci n'a pas à s'ajouter à une perte de substance résultant du traumatisme primitif. Cette considération, sur laquelle on n'a pas insisté jusqu'ici, ne saurait être méconnue de ceux qui voudront apprécier les indications, le degré d'utilité et les résultats des tentatives opératoires.

« Discutons-en l'opportunité, d'abord dans les cas de *contusions légères*. Bien que celles-ci s'accusent primitivement par des troubles sensitivo-moteurs qui pourraient donner le change sur leur pronostic réel, la continuité du nerf, ici, n'est pas interrompue.

« Dans les *contusions fortes*, le nerf est profondément atteint la myéline refoulée a donné souvent naissance, au-dessus des points frappés, à un petit névrome immédiat. Mais là encore, la continuité du nerf n'est pas interrompue. Alors pourquoi agir? Et si l'on intervenait peu après le traumatisme, quelle serait l'étendue à donner à la perte de substance d'avivement, temps préliminaire de la suture?

« Parmi les *abrasions*, il en est de légères qui ne compromettent qu'une faible étendue de la circonférence du tronc nerveux. Si on pouvait les reconnaître cliniquement, personne ne songerait à les toucher. Il en est de *complètes* ou *presque complètes* et le refoulement myélinique s'ajoute là à la perte de substance. A la période où l'on pourrait songer à une opération, il faudrait s'attendre à traiter, à la fois une perte de substance assez étendue doublée d'une altération nerveuse, elle-même assez large, à limites imprécises. La suture pourrait être difficile à obtenir et son succès serait aléatoire. Ces lésions peu circonscrites sont surtout à craindre quand le nerf a été frappé par un projectile animé d'une grande vitesse, c'est-à-dire tiré à courte distance.

« Dans les *perforations*, l'intervention primitive serait inexplicable. Freyer, en présence de trois blessés présentant cette lésion, s'abstint de toute opération et on ne voit pas quelle autre conduite serait à suivre.

« Il ressort de cet énoncé, qu'il *paraît bien difficile de préconiser actuellement un traitement actif, pour les blessures des nerfs par les projectiles, à une époque rapprochée du trauma tisme*, hormis les cas où le nerf est pénétré par des esquilles qu'on voit au cours d'une autre intervention.

« En dehors de ce cas nous estimerions qu'il est *préférable de laisser la nature assurer la réparation ou témoigner de son insuffisance.*

« Mais, par contre, devant cette insuffisance on peut tout tenter pour la suppléer et la thérapeutique opératoire, sans avoir encore donné toute satisfaction quant aux résultats, nous offre ici de nombreux moyens à employer, depuis les *déplacements*, les *sutures à distance* suivant le mode d'Assaky, les *implantations*, jusqu'aux *dédoublements* et aux *greffes*.

« Un nerf comprimé par une gangue fibreuse ou un cal en formation sera libéré et transposé ; on fera des *excisions partielles de névromes suivies de sutures directes* ; des *excisions totales de névromes* suivies également de sutures directes ; on pratiquera l'ablation d'une esquille irritante qui aura pénétré un nerf ; on aura recours, en cas de perte de substance, à une anastomose termino-terminale. »

Pour canaliser les éléments nobles de réparation on peut, à l'exemple du professeur Laurent, de Bruxelles, engainer le nerf dans un fragment d'aponévrose. C'est surtout à la large aponévrose du tenseur du fascia lata que ce chirurgien a emprunté ses rouleaux d'engainement. Il en détachait, sous forme de greffe, un fragment carré de 3 à 4 centimètres qu'il suturait à la soie ou au catgut, après l'enroulement des deux bouts du nerf réunis.

Ces engainements ne sont que des dérivés de la méthode dite de *tubulisation* de Van Lair, qui faisait pénétrer chaque extrémité nerveuse dans un tube d'os décalcifié.

Foratimi (1904) avait proposé de se servir de fragments d'artères ou de veines de veaux nouvellement tués traités par le formol et conservés dans l'alcool (¹).

Deux chirurgiens japonais, MM. Hashimoto et Takuoka, ont, pendant la guerre de Mandchourie, employé le procédé de Foratimi et s'en sont loués (²).

---

1. Foratimi. *Arch. f. kl. Chir.*, 1904.
2. Voici le procédé de préparation auquel ces chirurgiens ont eu recours ; on enlève aseptiquement à un veau récemment tué, des artères et des

Sur un de ses blessés, frappé par un coup de baïonnette, chez lequel il incisa un névrome du nerf médian, M. Laurent engaina ce nerf dans un manchon frais de veine jugulaire de mouton, sans préparation. La gaine greffée ne fut pas tolérée.

On semble avoir oublié la proposition simple de M. Cunéo demandant qu'on se serve, comme manchon isolant, d'une portion d'une grosse veine superficielle empruntée au blessé lui-même. C'est peut-être là le procédé de l'avenir [1]. C'est une autogreffe ; elle offre toutes les conditions voulues pour sa reprise, on la trouve sur place et son asepsie est parfaite.

En somme les questions du traitement primitif et consécutif des blessures des nerfs ne sont pas encore pleinement éclaircies. Les interventions sont nombreuses, mais leurs résultats n'ont pas été assez étudiés. C'est un chapitre qui mérite d'être repris et complété au cours de cette campagne.

Contre la névrite, le chirurgien s'adressera aux calmants, à la névrotomie, à la névrothripsie. Nous ne saurions trop recommander ici la compression forcée, excessive, instantanée, exercée avec les pouces au niveau de la blessure lorsque les nerfs sont superficiels. Nous avons dû à cette névrothripsie médiate des succès remarquables même dans des cas anciens qui n'avaient pas été améliorés par la section des nerfs, l'amputation, et chez des blessés qui n'étaient pas suspects d'hystérie [2].

veines de différents calibres. On les étend sur une baguette de verre ; après durcissement dans le formol à 5 ou 10 pour 100 pendant 48 heures ; on les lave à l'eau courante pendant 39 heures ; on les fait bouillir pendant 20 minutes et on les conserve dans de l'alcool à 95°. La résorption ne se ferait que dans l'espace de 2 à 4 mois.

Les mêmes chirurgiens se sont aussi arrêtés à un autre mode opératoire qui a consisté à déplacer dans les masses musculaires voisines les nerfs suturés. Ils en ont obtenu de bons résultats.

1. CUNEO. *Traité de Le Dentu et Delbet*, art. NERF.

2. DELORME. De la disparition des accidents névritiques par la compression localisée et forcée. Prix Desportes. *Journal de Médecine et de Chirurgie pratiques*, 25 juin 1896.

CHAPITRE VI

CORPS ÉTRANGERS

Les corps étrangers qui compliquent très souvent les plaies d'armes à feu sont de nature diverse : 1° c'est le projectile entier; 2° des objets détachés par lui des pièces d'habillement, d'équipement, d'armement (boutons, fragments de vêtements, clous, cuir des chaussures); 3° des objets portés par le blessé (lunettes, pièces de monnaie, etc.; 4° des fragments séparés pendant la course du projectile ou son éclatement (terres, pierres, bois; 5° des parties provenant de l'équipement, ou *même du squelette de soldats voisins*.

De ces corps étrangers si divers, c'est le projectile, ce sont des fragments de vêtement qu'on trouve le plus souvent dans les blessures. On les rencontre d'ordinaire dans les plaies en cul-de-sac, mais ils compliquent aussi les sétons.

Le projectile est entier ou subdivisé, régulier ou déformé (contact du squelette ou du sol). Ses déformations et divisions doivent être bien connues. Elles diffèrent suivant que la balle est de plomb mou, qu'elle est cuirassée ou faite d'un seul lingot.

Balles de plomb mou. — Les balles de plomb mou représentées encore par les balles des schrapnels et des boîtes à mitraille, s'étalaient irrégulièrement au contact du sol et pénétraient les tissus peu profondément par un orifice agrandi, parfois plus large que haut. Au contact des os, elles subissaient des déformations typiques que nous avons distinguées en : 1° *déformations latérales*; 2° *déformations antéro-postérieures*; 3° *fragmentations*.

Les premières consistaient en une *abrasion* très régulière, continue, d'une *parcelle du diamètre*.

Les secondes représentaient des *rebroussements de la pointe* avec étalement plus ou moins prononcé, étalement tantôt régulièrement réparti à partir du centre, tantôt déjeté d'un côté.

Au degré extrême, la *balle, complètement tassée*, aplatie, s'étalait en *marguerite*; le culot constituait le centre de la fleur. C'était surtout dans ces fragmentations extrêmes que le projectile se subdivisait en menus fragments.

Balles cuirassées. — Dans nos tirs d'expériences cadavériques, nous avons étudié avec le Professeur Chavasse et nous avons décrit avec soin les déformations des balles cuirassées, de la balle M Lebel dont la balle allemande Mauser était l'analogue comme l'est la balle autrichienne actuelle du Mannlicher[1].

Pour moins fréquents que fussent et les déformations et les arrêts de la balle cuirassée comparée à la balle de plomb mou, nous avions constaté, et la chose a encore aujourd'hui son importance :

a) qu'on observait les *fragmentations d'autant plus facilement et qu'elles étaient d'autant plus considérables que la vitesse de cette balle était plus grande et l'os frappé plus résistant;*

b) que les balles, fait alors contesté, *s'arrêtaient dans les tissus*, même dans des tirs exécutés à *des distances moyennes;*

c) que ces balles donnaient lieu à une *fragmentation spéciale* due à leur constitution.

Les déformations de ces projectiles cuirassés sont : 1° *des déformations de pointe;* 2° *des déformations latérales;* 3° *des séparations partielles de l'enveloppe avec déformation antéro-postérieure du projectile;* 4° *des fragmentations avec séparation complète du noyau de plomb et de l'enveloppe.* Le plus souvent isolées, ces déformations peuvent être combinées sur la même balle.

1° Les *déformations de pointe* consistent en une dépression en cupule du méplat ou des parties voisines. A un degré plus avancé toute la partie conique du projectile a subi un étale-

<hr>

1. E. DELORME. *Traité de Chirurgie de Guerre*, t. II, p. 96 et suivantes.

ment latéral, à bords arrondis, plus ou moins concave, le plus souvent avec fissures de l'enveloppe.

2° Les *dépressions latérales*, habituellement légères, se constatent sur n'importe quel point de la surface cylindrique de la balle.

5° La balle, arrivant en plein sur un corps résistant, avec

Déformations des balles qui ont frappé des os.

Fig. 5. — BALLES DE PLOMB MOU

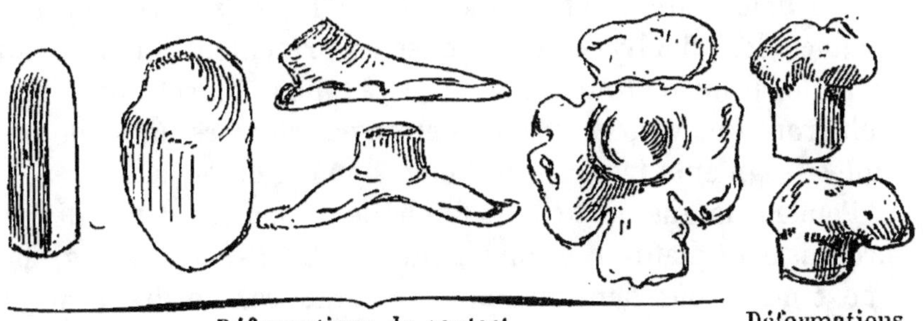

Déformations de contact.　　　　Déformations de perforations.

Fig. 6. — BALLES A ENVELOPPES

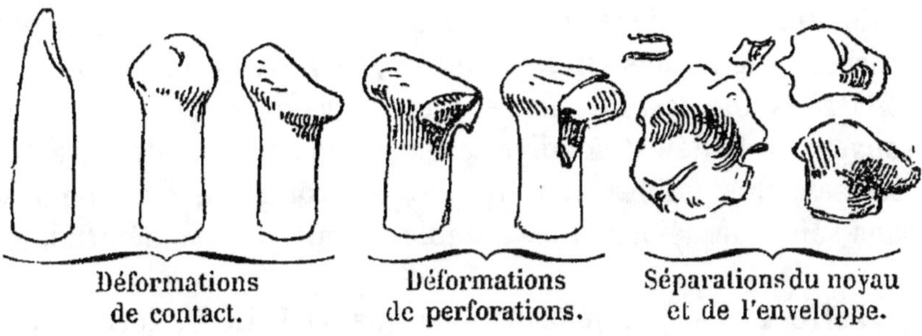

Déformations de contact.　Déformations de perforations.　Séparations du noyau et de l'enveloppe.

une grande force vive, subit un *tassement* qui élargit sa partie antérieure ; l'*enveloppe éclate au niveau de la partie étalée.*

La déformation consiste d'autres fois en une inclinaison latérale, hélicoïdale ou directe, avec ou sans rupture de la chemise.

4° *Fragmentation avec séparation du noyau et de l'enveloppe.* — La déhiscence de l'enveloppe rend facile sa séparation d'avec le noyau. Cette séparation est complète ou incomplète. Quand elle est complète, chaque fragment suit un trajet différent plus ou moins étendu.

Il est des fragmentations et séparations assez régulières; d'autres fois, l'enveloppe est subdivisée en menues lamelles contournées, tranchantes, le noyau est en poussière, en petits fragments. Le tout a été projeté en gerbe, a explosé. Mais, même dans ces cas extrêmes, le noyau est représenté par un fragment plus volumineux. Ce serait folie que de rechercher semblables projectiles. Il faudrait taillader tout le membre pour le faire et on ne parviendrait pas encore à les trouver. La radiographie montre ces semis divergents.

Ces déformations et segmentations fortes se produisent au contact des diaphyses, mais elles se présentent aussi lorsque la balle, avant d'atteindre le corps, a touché un sol dur. L'agent vulnérant qui va devenir corps étranger est alors un ou de multiples fragments irréguliers d'enveloppe et de noyau.

Pendant la guerre de Cuba, les balles ricochées et très divisées produisaient d'affreux traumatismes. A Saint-Pétersbourg, dans une émeute où, dans un but humanitaire, l'ordre avait été donné de tirer sur le sol, les balles ricochant sur les pavés déterminèrent des blessures exceptionnellement graves. Nous avions observé le même fait à Fourmies.

Ces fragmentations sont fonction de la force vive de la balle cuirassée. Avec des vitesses élevées, la lutte entre la puissance et la résistance est à la fois si instantanée et si vive que le plus souvent la balle est subdivisée en menus fragments. Avec des vitesses plus faibles elle traverse au contraire les diaphyses sans subir de déformation notable ou même sans déformation.

Balle D. — Les déformations que la balle D, formée d'un seul lingot de laiton, subit au contact du sol dans ses ricochets, contre les pièces métalliques de l'équipement ou contre les parties dures du corps humain (os), *sont beaucoup moins fréquentes et moins prononcées que celles des autres balles.* Déformées par un contact avec un soc pierreux, elles ne gardent que peu de force de pénétration et après avoir pénétré les tissus par un orifice élargi, se logent à peu de distance de la peau.

Les déformations *moyennes* consistent le plus souvent en *rebroussements de la pointe*, qui s'incurve plus ou moins, parfois se coude. Celles de la base sont représentées par des aplatissements ou des incurvations; celles du corps par des inflexions.

Les déformations *légères* sont de même nature mais peu accusées. Les déformations *fortes*, plus prononcées, sont très rarement observées dans les coups de feu des os. A la suite de chocs contre des obstacles très résistants, de certaines pierres, de boucliers de canon, de blindages, cette balle peut se fragmenter en marguerite et se diviser, mais c'est rare.

En somme cette balle se déforme plutôt contre les obstacles extérieurs que contre les os. Dirigée contre ceux-ci, ses déformations sont légères.

Balles des schrapnels. — Ces balles de plomb durci, formées de deux parties accolées, se fragmentent parfois en deux moitiés symétriques. Elles subissent les déformations des balles de plomb mou (déformations latérales, antéro-postérieures, fragmentations). On n'oubliera pas que les facettes plates qu'elles présentent sont dues à leur choc contre les balles voisines, au moment de l'éclatement de l'obus.

Les fragments de vêtements sont représentés par le *gâteau vestimentaire* ou un *semis*.

Le gâteau vestimentaire est constitué par des morceaux superposés, tassés, unis, de la tunique, de la ceinture de flanelle, de la chemise ou du pantalon et du caleçon, morceaux multipliés quand les vêtements ont fait des plis. Ce gâteau a des dimensions diamétrales un peu inférieures à la surface d'impact du projectile. Celui-ci l'abrase surtout quand sa force vive est assez grande pour qu'il agisse par le mécanisme de l'emporte-pièce.

Fréquemment observé avec les balles de plomb mou, les balles cuirassées à méplat, on ne voit plus le gâteau vestimentaires dans les blessures faites par les balles pointues agissant de plein fouet. Par contre on le retrouve dans celles produites par les balles déviées et, ordinairement, dans les plaies par les balles des schrapnels ou les éclats des obus.

Dans nos expériences cadavériques (balles Gras et Lebel) nous n'avions pas été peu surpris de constater que le plus souvent la plus grande partie du trajet du projectile était *tapissée de filaments* ténus de la laine du pantalon et de la capote, surtout reconnaissables à leur coloration ([1]). La présence de ce *semis* a été confirmée par tous les expérimentateurs. Reverdin dit qu'il résulte de ses nombreuses expériences qu'une blessure faite à travers des vêtements de drap, par les balles cuirassées, est *presque sans exception* compliquée de la présence de menus débris, surtout sous la peau à l'orifice d'entrée.

C'est, comme nous l'avons fait remarquer bien souvent, au contact des aponévroses résistantes dont la balle ne fait souvent qu'écarter les fibres, que celle-ci se débarrasse des fragments entraînés. Si on les rencontre près de l'orifice d'entrée, contre l'aponévrose d'enveloppe sous-jacente, on les trouve encore dans d'autres points du trajet et jusque dans la poche de Pirogoff, c'est-à-dire entre la peau décollée et la dernière aponévrose traversée, avant la sortie (Reverdin).

Un fait intéressant, c'est la *projection de ces filaments dans l'épaisseur des tissus autour des trajets, à des distances qu'on était loin de soupçonner, jusqu'à plusieurs centimètres.*

La question du séjour des parcelles de vêtements dans les plaies est trop liée à la marche des blessures pour que nous ne l'étudions pas ici, mais d'ores et déjà nous pouvons dire que c'est surtout la présence des gâteaux vestimentaires qu'il est important de connaître. Or si le diagnostic des corps étrangers métalliques est aisé grâce aux procédés d'exploration que nous employons communément, il semble que celui des fragments de vêtement soit impossible puisque rien ne peut en révéler directement la présence au sein des tissus. Il en serait ainsi, si nous n'avions par un moyen très sûr d'en reconnaître la présence par L'EXAMEN MÊME DU VÊTEMENT.

A ce sujet nous formulerons les données suivantes :

1° *L'examen des vêtements souvent impossible et d'ailleurs inutile dans les premiers échelons sanitaires est de* TOUTE NÉCESSITÉ *dans ceux de l'arrière*;

2° *On se gardera, à l'avant, de sacrifier les vêtements traversés en les sectionnant au niveau de leurs perforations*; à

---

1. E. DELORME. *Traité de Chirurgie de Guerre*, t. I, p. 555.

l'arrière on se *gardera d'en priver le blessé* et de *les* LAVER, ce qui modifie leur aspect. Le vêtement souillé n'est pas une loque, c'est un trophée, c'est de plus l'élément précieux d'un diagnostic fort utile qui peut être à renouveler par tous les chirurgiens qui reverront successivement les blessés.

3° Quand après avoir délicatement rapproché les bords de leurs ouvertures on constate, malgré une béance primitive et trompeuse, qu'*il n'y a pas de perte de substance notable*, on peut dire qu'*il n'y a pas de gâteau vestimentaire dans la plaie* (¹).

4° *Il faut examiner chaque partie du vêtement* et *non une seule*, et *aussi bien les doublures que le reste*, car les pertes du linge, moins élastique que le drap, sont souvent plus notables que celles de ce dernier ; elles peuvent même exister isolément.

Diagnostic. — Une *plaie unique*, la *présence d'une saillie dure ou douloureuse*, une *douleur localisée*, à distance de la plaie d'entrée, même dans les cas de sétons, sont déjà des indices de la présence de corps étrangers métalliques. Les nombreux procédés d'exploration et de diagnostic auxquels les auteurs s'arrêtaient complaisamment naguère n'ont plus qu'une valeur historique, depuis la sonde métallique jusqu'aux appareils d'exploration électrique.

La *radiographie* a remplacé aujourd'hui tous ces procédés, et non seulement elle permet de certifier leur présence, mais il est banal de dire qu'elle en précise très exactement la place.

Les blessures qu'on croit compliquées de corps étrangers doivent être à l'arrière examinées à la *radiographie* et non à la radioscopie. Si la formation sanitaire n'a pas d'appareils, les blessés sont à diriger sur un hôpital proche, aux fins d'examen, et, celui-ci terminé, ils reviennent au point de départ. Le blessé a droit à une épreuve. C'est une pièce d'origine.

Traitement. — On a beaucoup discuté sur la question de *l'opportunité de l'extraction des corps étrangers métalliques.* Ceux des parties molles sont d'ordinaire très bien tolérés. On

1. Bien qu'il ne soit pas utile théoriquement d'examiner les orifices de sortie vestimentaires, puisque la balle en a expulsé les fragments, nous conseillons néanmoins d'examiner les deux orifices parce qu'il n'est pas toujours possible de diagnostiquer l'orifice d'entrée de celui de sortie.

sait bien aujourd'hui que dans leur tolérance entrent moins en jeu leurs caractères propres, leur nature, leur forme, leur volume que l'asepsie ou la septicité de la plaie.

Dans une plaie septique ou suppurante le corps étranger métallique n'est pas toléré.

Aussi, à l'heure actuelle on s'accorde à admettre :

1° *Qu'un corps étranger métallique toléré, ne déterminant ni gêne, ni douleur, doit être laissé en place;*

2° *Qu'un corps étranger douloureux, mal toléré, gênant par son contact avec les vaisseaux, les nerfs, placé dans un foyer suppuré, doit être enlevé.*

3° *Une balle à fleur de peau peut être enlevée, pour donner satisfaction au blessé, à condition que l'incision n'ouvre pas une cavité et que l'ablation s'en fasse dans une formation stable où les précautions d'usage peuvent être prises.*

Une autre raison qui milite en faveur de la recherche de cette dernière condition, c'est que certains corps étrangers qui paraissent superficiels et d'extraction très facile à la radiographie font parfois éprouver des difficultés qui allongent l'intervention.

4° *Un éclat volumineux, irrégulier, tranchant d'obus, une balle de schrapnel doivent* TOUJOURS *être enlevés à une époque rapprochée du traumatisme, dans les formations stables de l'avant ou de l'arrière.*

5° L'ablation de ces derniers corps étrangers métalliques est surtout nécessaire parce qu'ils *ferment le cul-de-sac* dans lequel se trouvent des corps étrangers vestimentaires infectants et que l'ablation du corps métallique est le meilleur moyen de libérer les fragments de vêtements.

6° L'ablation de ces derniers corps étrangers métalliques *doit* se faire à une époque TRÈS RAPPROCHÉE du traumatisme, soit *immédiatement,* soit *quelques jours après la blessure.*

Point n'est besoin pour extraire les corps étrangers métalliques d'instruments spéciaux. Dans le fond de l'incision de découverte, conduite *méthodiquement* en ménageant les organes importants, sur l'index gauche comme guide, une pince à pansement ou à forcipressure les chargera et en fera l'extraction *sans violence.*

CHAPITRE VII

DES LÉSIONS OSSEUSES DES DIAPHYSES

Aucun traumatisme, autant que les lésions osseuses des diaphyses, ne fait ressortir les différences frappantes qui séparent la chirurgie de guerre de la chirurgie journalière. Un chirurgien qui aurait la prétention de se guider pour leur traitement sur ses idées générales s'exposerait, pour le malheur des blessés, à rester inférieur à sa tâche.

L'adoption des nouveaux projectiles n'a apporté aucune modification importante dans les données que l'expérimentation cadavérique d'une part et l'expérience des guerres antérieures nous avaient apprises.

D'après des statistiques globales, les lésions des os s'observeraient en campagne dans la proportion de *un cinquième* de toutes les blessures.

Les *armes blanches* déterminent sur les diaphyses des *sections* ; les *projectiles*, des *contusions*, des *fêlures et fissures*, des *fractures par contact*, par *perforation d'une paroi*, par *perforation de part en part*, par *gouttières*.

Cette classification doit être adoptée par tous les chirurgiens, d'abord parce qu'elle est basée sur des dispositions rigoureusement exactes et constantes, ensuite parce que d'elle découlent nos données pratiques capitales.

LÉSIONS PRODUITES PAR LES PROJECTILES

Contusions. — Elles résultent du choc direct ou du contact tangentiel des projectiles.

Elles sont *très fréquemment produites par les balles*, mais passent souvent inaperçues en raison de l'insuffisance de leurs signes.

Au point contus le périoste est atteint, détruit et la moelle présente ou non des épanchements sanguins circonscrits ou étendus.

Félures et fissures. — Les fêlures et fissures isolées des diaphyses sont également fréquentes, mais comme les contusions osseuses elles passent le plus souvent inaperçues. Des blessés présentant de longues fissures des os des membres inférieurs marchent quand ils sont abandonnés à eux-mêmes.

La *fêlure* est une *fente* à lèvres très rapprochées, *à peine visible*; *la fissure*, une *fente visible*, à lèvres écartées.

Les plus remarquables sont les fêlures et les fissures *longi-*

Fig. 7.

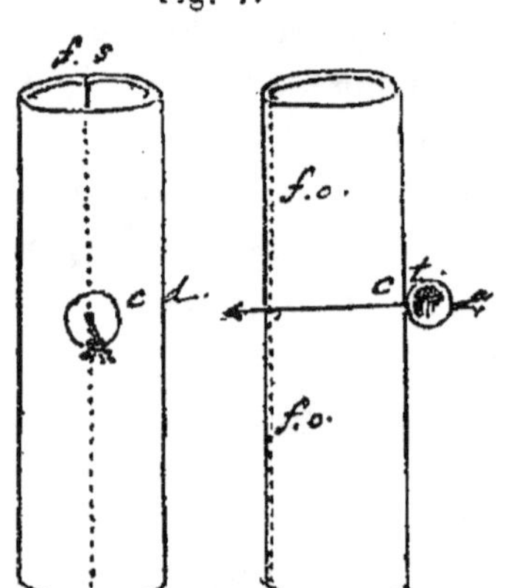

f. s., *Fissure symétrique* (contact direct); *f. o.*, *Fissure opposée* (contact tangentiel) ; *c. d.*, Contact direct; *c. t.*, Contact tangentiel.

tudinales, souvent très grandes, uniques ou multipliées ; mais il en est d'obliques, de courbes. *Les fêlures et les fissures isolées sont les esquisses de celles qui délimitent les fractures par contact.* Elles en présentent la direction et la position (Delorme).

Les plus frappantes, les plus constantes sur les diaphyses sont la *fissure symétrique* et la *fissure opposée*. La première sillonne la face de l'os qui n'a pas été frappée, et cela exactement *dans le plan passant par le point de contact du projectile*. Elle est le résultat d'un contact *direct* de la balle (*f. s.*). La *fissure opposée* répond encore à la face de l'os qui n'a pas été frappée, mais on la trouve sur un plan *perpendiculaire au trajet du projectile*. Elle est le résultat d'un contact *tangentiel* (*f. o.*).

On constate les fissures sur tous les os longs. Le diagnostic ferme en était jusqu'ici bien difficile, car pas plus pour la contusion osseuse que pour les fissures, le *choc*, l'*impotence du membre*, la *dénudation osseuse*, la *déviation du trajet du projectile*, sa *déformation* quand il séjournait dans le membre, l'*augmentation de l'orifice de sortie*, les *rapports du trajet avec l'os* n'avaient rien de caractéristique.

La radiographie donne parfois des certitudes, mais elles ne sont pas constantes.

Fractures par contact. — Elles résultent d'un contact *direct* ou *indirect* (tangentiel) d'une balle tirée de plein fouet, ou ricochée ou déviée.

Nous avons distingué des fractures par contact *transversales*, *obliques*, c'est-à-dire à trait simple, et des *fractures à grandes esquilles*.

Fractures transversales et obliques. — D'après nos expérimentations nous avions dit que les *transversales* et *obliques*

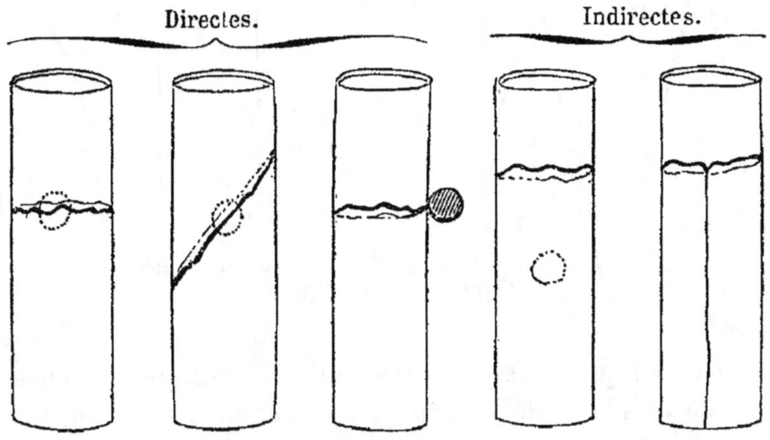

Fig. 8. — Fractures par contact (transversales et obliques).

n'étaient pas très rares. L'expérience de la guerre du Transvaal a confirmé notre dire et celle de cette guerre l'affirme encore.

Tantôt cette fracture correspond exactement au point osseux frappé par la balle (*fracture directe*), tantôt elle se produit à distance à 2, 5, 10 centimètres du point touché (*fracture indi-*

recte). La fracture indirecte peut être unique ou double. Le trait est simple ou s'accompagne de fissures longitudinales.

Fractures a grandes esquilles. — Dans les *fractures à grandes esquilles*, bien connues depuis nos descriptions, les lésions s'étendent plus dans le sens de l'axe de l'os que perpendiculairement à son axe.

Nous en avons décrit *cinq types* qui doivent être retenus (fig. 9).

1er TYPE : Le premier est le plus important. Du point d'im-

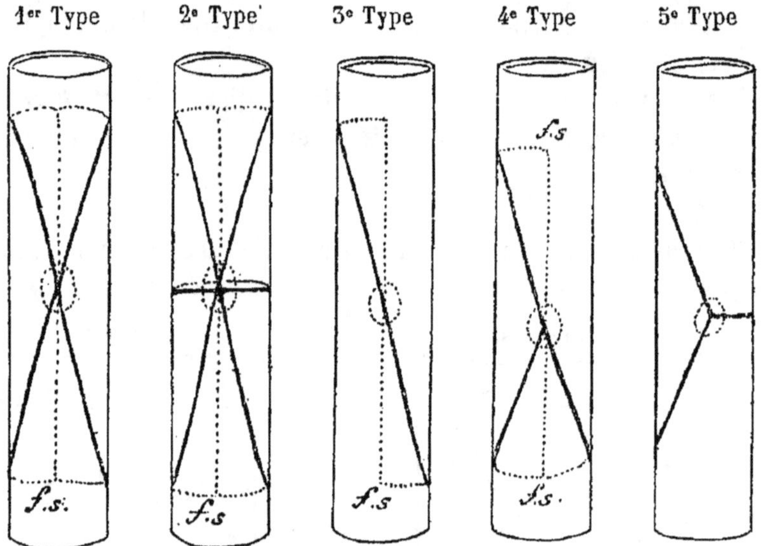

Fig. 9. — Fractures par contact a grandes esquilles.
(Types non comminutifs).

pact partent quatre fissures divergentes, curvilignes, à convexité tournée vers l'axe de la diaphyse, se réunissant sur la face de l'os non frappée à la grande *fissure longitudinale symétrique* (*f. s*). Ces fissures circonscrivent deux larges esquilles triangulaires, opposées par le sommet, placées entre les fragments supérieur et inférieur et *dont l'extrémité pointue n'a subi aucune perte de substance*. Ce point est à bien retenir.

Ces esquilles peuvent occuper le quart, le tiers ou la moitié du cylindre osseux.

Au point du contact, le périoste est détruit, l'os contus ; le long des fissures il est soulevé par du sang et de la bouillie médullaire; quant à la moelle, elle présente des suffusions sanguines.

2e TYPE : C'est la *fracture à grandes esquilles subdivisées transversalement* ou obliquement par leur milieu. Rare.

3e TYPE : *Fracture oblique longitudinale ou spiroïde.* — Sur la face de l'os répondant au contact, on trouve un trait très oblique en S allongé qui par ses extrémités recourbées va se réunir à la fissure longitudinale *symétrique.* Ce type exceptionnel s'observe presque exclusivement au fémur (1/3 supérieur.)

4e TYPE. *Fracture en V ou cunéenne à une grande esquille.* — C'est la fracture du 1er type ou en X dans laquelle l'un des traits de l'une des esquilles manque. Des deux fragments, l'un a la forme d'un V ou d'un coin; il est tantôt supérieur, tantôt inférieur; l'autre est taillé en rave. Fréquente.

5e TYPE. *Fracture à une esquille avec subdivision transversale du reste de l'os.* Ce type est rare.

Tels sont les types simples, *non comminutifs*, produits sur les diaphyses par le *contact* des balles. L'os est fissuré, fracturé; les fragments délimités sont ou engrenés et la continuité du membre ne sera pas interrompue tant que le membre ne sera pas soumis à des heurts, à des explorations intempestifs ou bien les fragments et les esquilles sont d'emblée séparés comme dans une fracture commune.

En tout cas l'os n'a subi, ni sur ses esquilles ni sur ses fragments, aucune perte de substance et le périoste est adhérent. Ce sont là des conditions favorables pour la guérison simple et rapide.

Si le projectile qui a produit la fracture par contact a une grande force vive, il produira des *fractures par contact à types comminutifs.* Dans l'ensemble, ces fractures sont délimitées par les grandes fissures à directions caractéristiques. mais les *grandes esquilles* au lieu d'être intactes sont *subdivisées* une fois, et plus rarement deux et trois fois par des grands traits fissuriques parallèles à ceux qui délimitent ces esquilles principales, parfois par des traits plus ou moins verticaux et aussi par d'autres traits perpendiculaires ou obliques.

Le périoste décollé est soulevé au niveau de chaque trait fissurique secondaire, mais que les esquilles subdivisées restent en place ou qu'elles soient déplacées par la position vicieuse des fragments supérieur ou inférieur, la fracture par contact com-

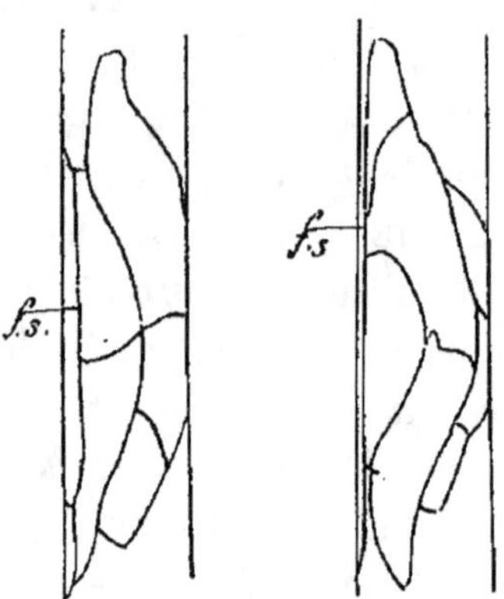

Fig. 10. — FRACTURES PAR CONTACT A GRANDES ESQUILLES.
(Type comminutif).

minutive conserve ces caractères essentiels : l'*extrémité de ses fragments est* AIGUË, SANS PERTE DE SUBSTANCE ; IL N'Y A AUCUNE ESQUILLE LIBRE, *toutes les esquilles sont adhérentes.*

Les dispositifs des fractures par contact à grandes esquilles donnent la clef des lésions des *perforations* et des *gouttières,* car, comme nous l'avons établi : *Une perforation ou une gouttière ne sont que des fractures par contact avec une perforation ou une gouttière surajoutées.*

Des perforations : Nos expériences ont démontré que la fracture par perforation non comminutive ou comminutive constituait la fracture par coup de feu habituelle.

Nous en avons distingué et on en a reconnu deux espèces : les *perforations incomplètes* ou *d'une seule paroi* et les *perforations complètes ou des deux parois de la diaphyse.*

PERFORATIONS INCOMPLÈTES. — Les perforations incomplètes, c'est-à-dire d'une seule paroi diaphysaire, ne peuvent être produites, et la chose est facile à comprendre, que par des balles *animées d'une très faible vitesse* puisqu'elles n'ont pas pu poursuivre leur chemin. Or, comme l'état comminutif d'une fracture est en raison inverse de la quantité de mouvement dont la balle est animée, il en résulte que le *type de ces fractures ne peut être que simple*. Mais, d'autre part, il ne faut pas oublier que la balle n'a pas produit qu'une perforation dans un corps diaphysaire, mais que par son simple contact, au contraire, et avant d'effectuer la perforation, elle a déterminé les fissures longitudinales des fractures par contact.

C'est du 1ᵉʳ *type en X des fractures par contact* que procède la *perforation d'une paroi*. Aux fissures et grandes esquilles que nous n'avons plus à décrire s'ajoute un orifice osseux généralement arrondi, parfois ovalaire, de dimensions diamétrales *inférieures* à la balle. Celle-ci est dans le canal médullaire au niveau de son entrée, parfois elle a glissé dans ce canal ou bien elle a frappé la deuxième paroi, y a délimité quelques esquilles courtes, mais n'ayant pas la force voulue pour sortir elle est restée en contact avec la deuxième paroi.

PERFORATIONS COMPLÈTES. — Le projectile qui les produit ayant une force vive suffisante pour traverser les deux parois, mais variable, les perforations complètes seront ou bien *assez simples* ou *comminutives*, voire *des plus comminutives*.

En tant que direction générale des fissures, délimitation des esquilles, forme des fragments, *la fracture par perforation complète relève le plus souvent des fractures par contact à deux grandes esquilles latérales plus ou moins subdivisées, ou des fractures en V cunéennes* (fig. 11, nᵒˢ 1, 2).

L'orifice d'*entrée* osseux est circulaire, régulier, des dimensions du projectile ou plus petit, parfois ovalaire.

L'*orifice de sortie* osseux est variable de forme. Rarement circulaire et régulier, il est le plus souvent, avec perte de substance, plus ou moins quadrilatère, bordé des esquilles que le projectile a détachées (fig. 11, nᵒˢ 3, 4). Ces esquilles, plus ou moins libres, sont alors *sédentaires*. Elles peuvent être *projetées*.

Ici la balle n'a pas seule agi comme dans une fracture par contact ou par perforation d'une seule paroi. Les esquilles qu'elle a détachées de l'orifice d'entrée, les esquilles subdivisées voisines du trajet auxquelles cette balle a communiqué une partie de sa grande force vive, les fragments de cette balle, qui a pu se subdiviser, ont agi comme *projectiles secondaires*. Ceux-ci, propulsés vers l'orifice de sortie osseux, plus ou moins excen-

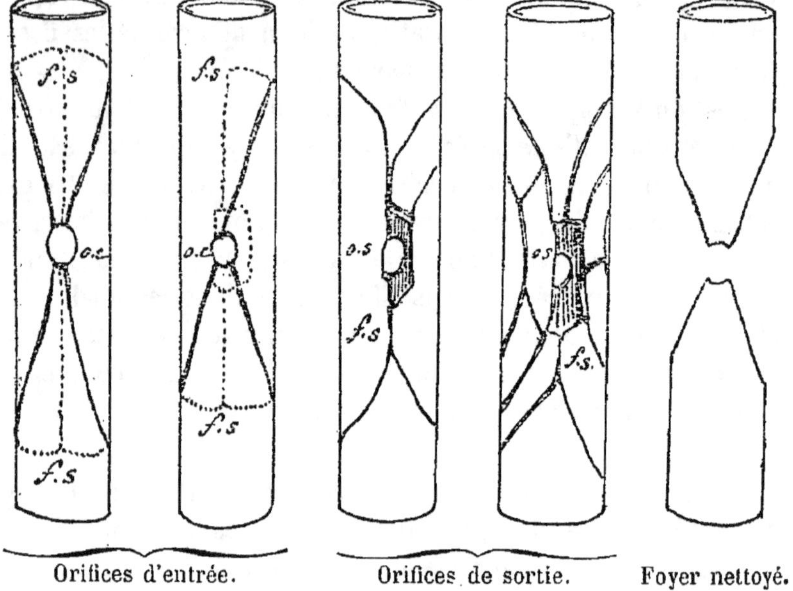

Fig. 11. — Fractures par perforation complète.

triquement, ont augmenté les dégàts et produit, dans certains cas, une fracture en *sac de noix*, voire même ont presque débarrassé le foyer de ses esquilles (*foyer nettoyé*, tir à très courte distance) (fig. 11, n° 5).

Des gouttières. — Par ordre de fréquence, elles viennent après les perforations.

Ce sont des sillons plus ou moins profonds dans lesquels on pourrait loger le quart, la moitié, jusqu'aux trois quarts du diamètre du projectile. Plus profonde, l'échancrure serait une perforation.

Les gouttières n'intéressent d'ordinaire qu'une faible étendue du diamètre transversal de l'os. Il faut distinguer les gouttières des *crêtes* et celles des *corps des diaphyses*.

GOUTTIÈRES DES BORDS ET CRÊTES. — Quand la crête antérieure
du tibia, ses bords, les bords de l'extrémité inférieure de l'humérus, la ligne âpre, les bords tranchants du radius, du

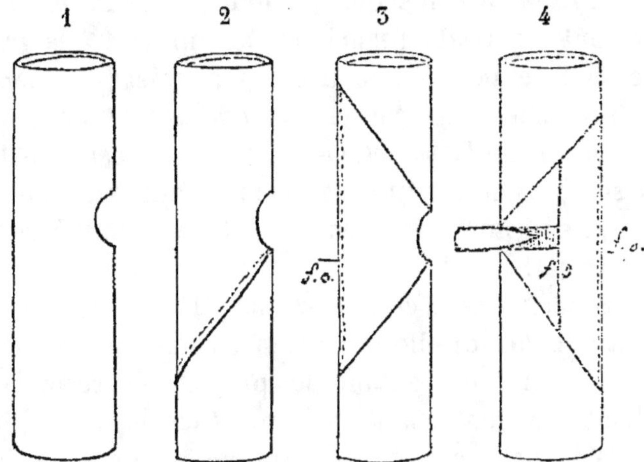

Fig. 12. — FRACTURES PAR GOUTTIÈRES.

1, Gouttière de crête. — 2, Gouttière de crête avec fracture oblique. —
3, Gouttière avec une ou deux grandes esquilles latérales. — 4, Figure
montrant la brèche que fait la balle dans une subdivision de la grande
esquille.

cubitus sont échancrés, l'échancrure est tantôt nette et existe à
l'état *isolé*, tantôt elle s'accompagne d'une *fracture transversale*
ou *oblique* (fig. 12).

GOUTTIÈRES DU CORPS DES DIAPHYSES. — Elles relèvent des types
de fractures par contact que nous avons décrites, surtout du 1er
et du 4e (type à grandes esquilles, type en V ou cunéen).

Comme l'os, dans le contact tangentiel qui a précédé l'abrasion en gouttière, n'a pu être ébranlé par une force vive aussi
intense que celle qui s'irradie à travers un os frappé en plein
et qui va être perforé, la *gouttière rentre d'ordinaire dans les
types peu ou moyennement comminutifs*. C'est là une donnée
capitale.

Il en résulte qu'un très grand nombre de gouttières existent
sans solution de continuité de l'os.

Sans doute on peut constater des gouttières peu profondes
des corps diaphysaires qui ne consistent que dans des abrasions

sans fissure, mais la chose est exceptionnelle et très communément à la *gouttière osseuse* s'ajoute *une fracture par contact.*

Quand la balle s'est creusé dans le corps de l'os un trajet un
peu profond, elle a non seulement délimité deux ou une grande
esquille dont les traits fissuriques aboutissent à la grande fissure de la face perpendiculaire à son trajet (*fissure opposée*),
mais de plus elle a déterminé *symétriquement à sa pointe* une
fissure longitudinale symétrique courte et c'est dans le milieu
de cette subdivision esquilleuse, dans le milieu de cette esquille
secondaire, en somme adhérente, qu'elle a cheminé se creusant
un étroit trajet.

Dans les perforations complètes, la balle se déforme, se divise
si elle est à chemise; elle transforme, comme nous l'avons dit,
maintes esquilles en autant de projectiles secondaires qui
multiplient, étendent *comminutivement* les dégâts. Ici la déformation de la balle est nulle, la fragmentation esquilleuse est
représentée par une *poussière esquilleuse* projetée dans les parties molles avec peu de violence.

D'ensemble la fracture par gouttière se distingue du faisceau
des fractures par perforation par sa *constante simplicité.*

Des esquilles. — Ce sont des portions osseuses délimitées
par les projectiles et appartenant aux foyers des fractures. Elles
sont *libres* ou *adhérentes.*

1° ESQUILLES LIBRES. — Les plus ténues sont représentées par une
sorte de poussière osseuse vitrée, provenant de la première
couche osseuse dure, rencontrée par le projectile. On les trouve
sédentaires au pourtour de l'*orifice d'entrée* osseux.

La plupart des esquilles libres proviennent de l'*orifice de
sortie osseux.* A elles s'ajoutent parfois des esquilles *libérées*
des grandes parois latérales esquilleuses subdivisées.

*Ces esquilles libres ne peuvent donc exister dans les fractures
par contact et dans les perforations incomplètes,* notion très
importante que le chirurgien n'oubliera pas.

D'autant plus courtes que le projectile qui les a produites
avait plus de vitesse, ces esquilles libres *correspondent dans la
majorité des cas, comme nous l'avons précisé, au* CANAL MUSCULO-

CUTANÉ DE SORTIE *dans lequel le projectile les a abandonnées.*

On n'oubliera pas que ce canal musculo-cutané s'étend de l'orifice de sortie osseux même à l'orifice de sortie cutané. Il est inutile, il serait incompréhensible de les chercher ailleurs, ces esquilles libres, dans les coups de feu des tirs ordinaires de combat.

Elles s'éloignent d'autant plus de l'orifice de sortie osseux que la vitesse du projectile est plus grande, que le type de la fracture est plus comminutif.

Quand la vitesse est *excessive,* les esquilles libres sont non plus transportées, mais *projetées* en gerbes excentriquement. Elles n'ont plus alors de sièges précis. Elles s'enfoncent dans les parties molles à plus ou moins grande distance du trajet et certaines sortent du membre par des orifices séparés, multipliés.

2° ESQUILLES ADHÉRENTES. — Ces esquilles répondent aux points du cylindre osseux *que le projectile n'a pas touchés.*

Tandis que les esquilles libres sont courtes, les adhérentes ont 4, 6, 8, 10 et même 20 centimètres de long.

Une grande esquille n'est pas une esquille libre, c'est une esquille adhérente.

Leurs *dimensions,* comme leur *nombre,* sont *inversement proportionnels à la vitesse* du projectile. Plus la vitesse est faible, plus les esquilles adhérentes sont grandes et moins elles sont nombreuses, et inversement.

La *solidité* de leurs adhérences est également *fonction de la vitesse* de la balle. Plus elle est faible, plus les adhérences sont solides.

L'*étendue* de ces esquilles est en rapport avec l'os touché. Sur le fémur et sur le tibia elles sont souvent énormes; elles décroissent d'étendue sur l'humérus, la clavicule, les os de l'avant-bras, les métacarpiens et métatarsiens.

La direction suivie par la balle a encore, sous ce rapport, de l'importance : une balle dont la direction se rapproche de l'axe osseux ou le suit (coups de feu d'enfilade) produit des esquilles adhérentes plus longues que celle qui agit perpendiculairement.

Du foyer osseux. — De ce qui précède il résulte que le foyer osseux des fractures par coups de feu présente, dans la grande majorité des cas, *deux extrémités fragmentaires taillées en coin*, en coin AIGU (fractures par contact), en coin ÉMOUSSÉ (perforations), *toujours* des *esquilles adhérentes* (toutes fractures), *souvent* des *esquilles libres* (perforations).

Les esquilles étendent le foyer de 4 à 20 centimètres; habituellement de 6 à 8 centimètres.

Ce n'est que dans les *foyers nettoyés* (vitesses excessives) qu'il y a perte de substance et encore celle-ci est très *minime* parce qu'elle ne porte que sur les esquilles. Elle ne diminue pas sensiblement la longueur de l'os.

Même dans ces cas, la perte de substance totale, surtout envisagée sur les deux fragments cunéens supérieur et inférieur ne dépasse pas, malgré les apparences, plus de 2 centimètres.

Dans ces dégâts osseux les plus comminutifs, ce sont les parties molles qui ont subi les plus gros dommages et l'on sait combien ils se réparent facilement.

En général *plus la vitesse du projectile est grande, plus la fracture est courte, mais aussi plus elle est comminutive.*

C'est là une donnée très importante que parmi tant d'autres nous avons précisée. Sur le lieu du combat elle donne la clef de la nature, de l'importance, de la complexité du secours à apporter aux fracturés.

Le foyer diffère suivant que *l'os n'a pas subi de solution* de continuité ou qu'au contraire *celle-ci est interrompue*; il diffère suivant : 1° que le foyer est simple, *non esquilleux*, 2° ou bien simple avec esquilles *non déplacées*, sédentaires, ou enfin, 3° avec *esquilles projetées*.

Dans le premier cas, le *canal de sortie* des parties molles est *étroit*, il revient sur lui-même et n'a pas de tendance à s'infecter; dans le second il est *largement ouvert et contus*, saignant; dans le troisième il peut atteindre les dimensions du pouce et plus, admettre plusieurs doigts réunis, toute une main, et est très attrit.

Si le foyer d'une fracture par coup de feu est *comminutif, cela ne veut pas dire qu'il y ait solution de continuité de l'os.* Sous ce rapport, les fractures par coups de feu diffèrent totalement des fractures de la pratique commune, dans lesquelles la comminution ne va pas sans être accompagnée de solution de continuité.

Diagnostic des lésions osseuses des diaphyses. — Le diagnostic doit porter sur deux points : 1° *le diagnostic général de la lésion osseuse* ; 2° *le diagnostic du groupe et de la variété.*

1° DIAGNOSTIC GÉNÉRAL :

La *douleur*, l'*impuissance du membre*, les *changements de sa longueur*, sa *déformation*, sa *mobilité anormale* peuvent servir dans les fractures par coups de feu, comme dans les fractures communes à établir le diagnostic général, mais comme ces signes manquent souvent, force était d'en rechercher d'autres. Nous nous étions arrêté aux suivants. La radiographie leur a apporté un appoint de tout premier ordre.

Ces signes sont le *choc* (fractures comminutives et très comminutives) ;

La *douleur* réveillée par la pression à distance ou sur la ligne présumée des fissures ;

La *saillie anguleuse* de l'*extrémité terminale de grandes esquilles* aisément sentie dans les foyers superficiels (tibia, cubitus, clavicule) et parfois sur les os profonds, même sur le fémur.

La *position des plaies* en rapport *direct* avec des os superficiels (main, pied, tibia, cubitus, clavicule) ;

Les *rapports du trajet des parties molles avec la position des os* ;

Les *dimensions agrandies de l'orifice de sortie* de la peau et des vêtements *comparé à l'orifice d'entrée* (tirs aux distances courtes et moyennes) ;

La *forme* étalée de certains orifices des balles de plomb mou ;

Le *gonflement*, l'*hémorragie* abondante (l'os étant un véritable lac sanguin), signe auquel on ne s'arrête pas assez ;

L'*issue de gouttelettes huileuses* (fractures comminutives des gros os longs) ;

La *présence d'esquilles libres* dans le canal de sortie, au niveau de l'orifice cutané, dans les vêtements, bon signe ;

La *déformation spéciale des projectiles* (déformations latérales
ou rebroussement de pointe), alors que l'orifice d'entrée
montre par son aspect et ses dimensions que la balle est entrée
de plein fouet et non déviée ou déformée ;

La *crépitation étendue* ressentie en rapprochant les esquilles
ou la *crépitation localisée* perçue par une compression légère
exercée vers l'orifice de sortie osseux, pratiques inoffensives,
bien différentes de la recherche, condamnable au premier chef,
de la crépitation par la mobilisation totale de l'os, ou par la
rotation des fragments, ce qui est pire encore parce que cette
rotation complète aisément une fracture incomplète et parce
qu'elle provoque des déplacements difficiles à faire disparaître.

Tels étaient les signes que nous avions fournis. Ils conservent
toute leur valeur, et souvent le chirurgien d'armée ne pourra
en posséder d'autres. Dans des conditions favorables, à l'arrière,
la radiographie, dont la généralisation devient de plus en plus
nécessaire, simplifie aujourd'hui le diagnostic général.

En cas de doute, on se conduirait comme si la fracture existait et un examen plus ou moins rapide ou ultérieur confirme-
rait ou infirmerait le diagnostic.

2° DIAGNOSTIC DU GROUPE ET DE LA VARIÉTÉ :

1° *Fractures par contact.* Nous avions donné comme signes
principaux de ces fractures : *l'absence d'orifice de sortie, l'absence de gouttelettes huileuses, l'absence d'esquilles libres dans
le canal de sortie* et, signe le meilleur, *l'absence de perforation osseuse ou d'échancrure constatée à l'exploration directe.*

La radiographie a apporté là les plus grandes précisions et
simplifié la recherche des deux derniers signes si précieux que
nous avions indiqués. La radiographie a, en somme, complété
l'histoire clinique de notre groupe.

Elle montre dans ces fractures par contact à grandes
esquilles : 1° *l'absence d'esquilles dans le canal de sortie* et surtout le SIGNE PATHOGNOMONIQUE : le COIN AIGU DES DEUX FRAGMENTS,
supérieur et inférieur. *Dans aucun autre genre de fracture par
coup de feu on ne trouve ce signe.*

2° *Fractures par perforation.* La radiographie fixe le diagnostic des fractures par perforation d'une paroi.

Les fractures par *perforation des deux parois* se reconnaissaient au *trajet rectiligne répondant à l'axe de l'os*, à *l'agrandissement de l'orifice de sortie* des *parties molles et des vêtements*, à la *présence d'esquilles libres près de l'orifice de sortie cutané* ou dans le *trajet de sortie*, à des *orifices multiples* (coups de feu explosifs), aux *déformations de pointe*, à la *fragmentation des balles à enveloppe*, à la *crépitation localisée du foyer d'esquilles libres près de l'orifice de sortie osseux*.

Grâce à ces signes, le diagnostic de la lésion était d'ordinaire facile. La radiographie l'a facilité plus encore en révélant, 1° quand il n'y a pas de solution de continuité : la PERFORATION ARRONDIE ou *ovalaire* que la diaphyse a subie sur la *première* paroi traversée, la *perte de substance* plus irrégulière, mais aussi démonstrative, constatée sur la *deuxième* paroi ; 2° quand il y a solution de continuité et déplacement même considérable des fragments, l'ÉCHANCRURE que les *fragments cunéens supérieur et inférieur* présentent, enfin 3° dans les deux cas la PRÉSENCE DE NOMBREUSES ESQUILLES LIBRES, *sédentaires* dans le canal de sortie ou *transportées*.

3° *Fractures par gouttière*. Les fractures par gouttière étaient d'un diagnostic difficile avant la radiographie.

La *direction circonférentielle du trajet*, parfois la *déformation légère de la balle* (parties latérales et pointe), les *petites esquilles libres du canal de la plaie*, mais surtout la constatation au doigt de l'*échancrure osseuse* PÉRIPHÉRIQUE en étaient les signes.

La radiographie rend évident ce DERNIER SIGNE PATHOGNOMONIQUE : l'ÉCHANCRURE PÉRIPHÉRIQUE dans les trajets osseux des balles de plomb dur cuirassées (balles allemande et autrichienne). Ces trajets sont rendus évidents par un *semis de petites parcelles de plomb* quand la balle s'est séparée de son enveloppe.

La COMMINUTION se reconnaît aisément. Elle est traduite : 1° par la crépitation *multipliée*, éclatante, fine, des esquilles libres, bien différente comme sensation et comme son de la crépitation étendue, plus sourde, non multipliée, formée par le rapprochement des longues esquilles adhérentes, et 2° par la *présence de nombreuses esquilles*. Rappelons encore qu'en chirurgie de guerre, état comminutif grave et solution de continuité ne sont pas synonymes.

La radiographie n'a pas seulement éclairé le diagnostic général de nos fractures, permis d'établir celui des groupes, elle fait journellement reconnaître les corps étrangers métalliques, les balles entières déformées ou subdivisées qui se sont arrêtés dans le foyer osseux ou les parties molles voisines après avoir fracturé les diaphyses.

Nous avons déjà décrit maintes de ces déformations, mais en ayant en vue aussi bien les déformations résultant d'un contact contre des corps durs du sol avant l'atteinte du corps. Ici nous devons préciser celles qui résultent du contact des os.

Déformations des balles qui ont frappé des os. — 1° Les balles de *plomb mou* qui ont produit des FRACTURES PAR CONTACT se sont *étalées* et ont *épousé* souvent la forme des os frappés. La surface de la balle est *plane* ou *concave* suivant l'os atteint.

2° Il en est de même des *balles de plomb dur enveloppées*. La déformation consiste surtout en *étalement de la pointe* avec ou sans séparation de l'enveloppe, mais, dans ces cas encore, la surface est *plane* ou *concave*.

3° Avec des balles à lingot unique comme la balle D, la déformation est insignifiante.

Dans les PERFORATIONS, les balles de *plomb mou*, de plomb *dur à enveloppe* s'*étalent*, se *tassent* et se *rebroussent de la pointe à la base*. La surface étalée de la pointe est rendue irrégulière. L'augmentation du diamètre qui est la conséquence du tassement a pour résultat d'agrandir l'orifice de sortie osseux, de libérer plus d'esquilles et d'agrandir également l'orifice de sortie des parties molles.

Pour être moins accusées, les déformations des balles D sont analogues, mais sans irrégularité notable de la surface de la pointe rebroussée.

Dans les GOUTTIÈRES, les déformations des balles sont insignifiantes.

Corps étrangers vestimentaires. — Le diagnostic des corps étrangers vestimentaires est assuré par l'inspection des vêtements qui, à *l'orifice d'entrée*, font constater des pertes de substance et traduisent le nombre et les dimensions des éléments du gâteau vestimentaire. *Jamais le chirurgien ne doit oublier de faire cette inspection.* Les aspects agrandis des *orifices d'entrée* fixent **seuls** sur la *probabilité du séjour de ces corps infectants* dans le foyer ; d'un autre côté l'agrandissement des *orifices de sortie* sert de signe de *présomption d'une lésion osseuse.*

Pronostic, Marche, Évolution. — L'une des données les plus précises en même temps que les plus réconfortantes que nous aient fournies les guerres de la fin du dernier siècle et du commencement de celui-ci, c'est la grande atténuation de pronostic des fractures. La mortalité oscillait de 1/5 à 1/2 et l'amputation était traitement usuel. Le plus faible diamètre des balles, l'infection moins fréquente constatée avec des orifices moins ouverts et des parcelles vestimentaires plus rarement transportées, des soins plus rapides, les pansements modernes ont non seulement modifié le pronostic, mais aussi la marche et les résultats de nos fractures. A Karbine sur 2845 fractures, il s'est produit 39 décès.

Avec les *balles pointues* non déviées, la marche est *aseptique* ou peu *septique.*

Certaines fractures peuvent guérir comme des fractures communes fermées. Le cas est rare.

Beaucoup guérissent après une suppuration insignifiante, sans que l'utilité de la conservation des esquilles libres, dont l'ablation était tout récemment encore un dogme, puisse être mise en doute.

Dans un grand nombre de cas, c'est après une suppuration rapide, peu abondante, et l'ablation de ces esquilles réellement intolérées que la guérison s'obtient.

L'os conserve sa longueur, et sa forme se rétablit vite ; les articulations reprennent rapidement leur mobilité. Les cals difformes traduisent le défaut de compétence de ceux qui ont donné des soins aux fracturés. C'est là la marche la plus ordinaire de ces traumatismes, cette réaction légère, non tapageuse, vite jugulée dans les cas de fractures par *balles pointues.*

Des foyers de fractures à type très comminutif, celles produites par des *balles déviées*, des *balles de schrapnels*, ou *des éclats d'obus*, foyers primitivement infectés, renfermant des débris de vêtements, réserves infectieuses au premier chef; ces foyers de fractures subissent des réactions plus vives, ils présentent des suppurations plus abondantes et compliquées de fusées purulentes. Le sacrifice des esquilles libres devient dès lors rapidement nécessaire et son utilité est affirmée par la diminution des accidents dès que leur ablation est effectuée et que le foyer est soigneusement désinfecté, en particulier par l'eau oxygénée, les solutions phéniquées à 5 pour 100, chlorurées à 10 pour 100, permanganatées, mais surtout par l'eau oxygénée pure. Puis tout rentre dans l'ordre si le blessé est entre les mains d'un chirurgien de carrière.

Mais ce tableau ne pourrait nous faire oublier que des pansements tardifs, la présence de corps étrangers ignorés, des soins peu entendus exposent le blessé aux suppurations graves. Les suppurations périphériques sont dès lors étendues; elles se propagent au foyer, aux fissures, aux décollements multiples sous-périostés; les esquilles libres jouent le rôle de corps étrangers, des esquilles adhérentes deviennent libres et si le blessé ne succombe pas rapidement à la suppuration diffuse ou à l'ostéo-myélite, les unes et les autres, comme les extrémités fragmentaires devenues séquestres, entretiennent des fistules persistantes et des suppurations longues.

C'est surtout des fracturés qu'on pourrait dire que leur sort dépend de la valeur de ceux qui les soignent.

Ils devraient toujours recevoir les soins de chirurgiens de carrière.

Les fractures du *type le plus comminutif* ne sont pas, en général, plus graves ni de traitement plus difficile que les fractures de types moins complexes, contrairement aux prévisions qu'en l'absence d'observations précises tard venues, on pouvait admettre. Nous avons même constaté ce fait d'apparence paradoxale, c'est que les fractures du type comminutif, c'est-à-dire à esquilles latérales très subdivisées, offrent chez nos hommes jeunes, sains, bien nourris, non fatigués, bien soignés, des conditions tout particulièrement favorables pour la consolidation. C'est que par les lignes de fissure, ici très multipliées, les cellules ostéogéniques du périoste prolifèrent en plus grand nombre et sur plus de points que dans les fractures de type plus simple et l'on est surpris chez elles de constater rapidement des exubérances de cal qui très rapidement d'ailleurs se réduisent lors de sa constitution définitive.

Des complications immédiates ou retardées. — 1° Les *hémorragies primitives*, alors même qu'elles ne sont pas fournies par de gros vaisseaux, sont fréquentes dans les fractures des gros os longs. Le tamponnement de la plaie est souvent nécessité. Mais ce tamponnement a ses graves inconvénients. S'il est maintenu trop longtemps, quelques jours, il empêche la plaie de se débarrasser de ses excrétas et expose communément au *phlegmon diffus, putride, gangreneux*. C'était ce qu'on avait constaté en Mandchourie, pendant la guerre des Balkans. Il faut tout faire pour que pareille expérience ne se renouvelle pas.

2° *Gangrène*. — On répète sans cesse aujourd'hui que la gangrène est une infection. On dénie presque tout droit à la *gangrène traumatique* et on serait presque porté d'oublier celle que la constriction trop serrée des appareils de transport détermine. C'est un tort. Tout cela existe. La gangrène traumatique est indéniable; celle par *compression* qui résulte de l'anémie artérielle mécanique (garrot), ne doit pas être oubliée. Un garrot arrête une hémorragie artérielle; il a atteint son but, c'est parfait; mais qu'on le maintienne au delà du temps juste nécessaire pour obtenir ce résultat et sur un membre dont la circulation est déjà très compromise du fait de la lésion artérielle, il amènera vite une gangrène. Qu'un appareil soit très contentif pour un transport, soit, mais il faut qu'il soit surveillé pendant le transport et que ce transport ne soit pas trop long, sans cela c'est la gangrène qui apparaît.

La gangrène traumatique et la gangrène par compression se montrent dans nos fractures. Elles surviennent presque tou-

jours du 2ᵉ au 5ᵉ jour. Nous en avons déjà vu des cas regrettables. Elle réclame l'amputation quand elle n'est pas partielle.

3° *Corps étrangers.* — Nous n'avons à y revenir que pour
faire remarquer leur fréquence et stigmatiser la mauvaise pratique qui consisterait à les extraire trop tôt et dans des conditions de milieu défectueuses *quand il s'agit de balles de fusil.*

*Les balles de schrapnel et les éclats d'obus doivent être extraits
dès qu'on assure le premier pansement régulier.*

4° *Des suppurations.* — C'est du côté du foyer esquilleux
qu'elles partent le plus souvent. C'est de lui qu'elles diffusent
le plus. On leur *donnera issue par des débridements larges* correspondant, en principe, à l'*orifice de sortie.* Elles sont d'apparition rapide. Elles se montrent dans les huit premiers jours.

Dans les plaies par schrapnels, éclats d'obus, balles déviées,
elles sont habituelles; aussi en prévision de ces accidents, *les
blessés qui en sont porteurs ne devraient pas être transportés
au loin* d'une traite, mais subir des *évacuations successives*
comme nous l'avons proposé *et ils devraient être surveillés et
traités* au plus tôt *par des chirurgiens.*

5° *De l'ostéomyélite.* — Jusqu'aux campagnes récentes l'ostéomyélite constituait la complication la plus fréquente et la plus
grave des lésions osseuses par armes à feu. Constatons qu'elle
est devenue relativement rare.

La misère physiologique, l'encombrement, le manque de
soins réguliers préparent le terrain à l'infection.

Elle débute d'ordinaire une semaine après le traumatisme,
souvent dans les 15 premiers jours, par de la fièvre, de l'abattement, des douleurs vives quand le canal médullaire n'est pas
ouvert. Le membre est très gonflé, œdémateux, rouge, dur,
ligneux. A la palpation profonde, on reconnaît mal les collections sous-périostiques. Dans le foyer d'une fracture largement
ouverte on voit le périoste se décoller aisément, un bourgeon
rouge, champignonneux, sortir du canal médullaire. Les signes
généraux sont ceux des affections typhiques, de l'infection
purulente ou putride.

La forme subaiguë ou chronique présente de hautes oscillations thermiques, des douleurs peu vives, le même empâte-
ment dur, les mêmes collections purulentes, les mêmes sup-

purations sous-périostiques et profondes, puis plus tard les douleurs et les gonflements articulaires et parenchymateux symptomatiques des collections métastatiques (épaule, genou, poumons, foie, reins).

La guérison n'est possible que grâce à un traitement très actif qui comporte des incisions profondes, sous-périostées, rapides, les lavages antiseptiques, l'emploi de la gaze iodoformée, le sulfate de quinine à hautes doses à l'intérieur (A. Guerin); en cas d'insuccès trépaner, si le canal médullaire n'est pas ouvert, et, s'il est ouvert, pratiquer l'évidement, la désarticulation.

Traitement des fractures diaphysaires par coups de feu. — La *conservation est de règle dans le traitement de ces fractures*. C'est un précepte qui devrait être écrit en gros caractères à la porte de toute formation sanitaire.

La conservation comporte : 1° *l'immobilisation du membre*, 2° la *réduction* et la *contention de la fracture*, 3° le *pansement de la plaie* et 4° *des soins complémentaires*.

1° Immobilisation. — L'immobilisation diffère suivant le lieu où se trouve le blessé.

a) Sur le *champ de bataille*, pour le transport aux ambulances, l'immobilisation est obtenue par des appareils provisoires construits avec ce que le blessé porte sur lui ou avec des pièces d'équipement, le matériel des brancardiers ou des infirmiers.

Pour *le membre supérieur*, un mouchoir, une écharpe, le pan relevé de la capote et fixé sur l'épaule (Delorme), soutiendront l'avant-bras; la cravate déroulée formant bandage de corps fixera l'humérus.

Pour le *membre inférieur*, la couverture, la toile de tente enroulée, les pièces d'armement maintenues par des courroies, tant conseillées, seront remplacés par la *fixation du membre* sain *contre le membre blessé* et leur assujettissement *au-dessus*, *au-dessous du genou*, ou *au niveau du cou-de-pied*;

b) A l'*ambulance* mobile ou immobilisée on se servira des mêmes moyens, des diverses variétés de bandages combinés, d'attelles, de gouttières, des appareils que possèdent ces formations et qui se rapprochent plus ou moins des appareils définitifs.

Ces appareils doivent réaliser des conditions que nous avons précisées : être de *construction élémentaire, d'application rapide,* de *contention suffisante.*

Nous ne saurions trop recommander l'emploi des fanons de paille de Paré et de Larrey, botillons réunis de distance en distance par des ficelles, à la fois rigides et flexibles, élastiques, très contentifs, qui peuvent être préparés à l'avance. On les entourera d'un linge épais propre et on les fixera sur le membre recouvert des vêtements.

Appareils de transport. — Maints fracturés ne doivent pas être transportés. Ce sont ceux dont la fracture est, avec *solution de continuité grave, compliquée d'hémorragies, de corps étrangers* ou dont la fracture est *comminutive.* Les fracturés de la cuisse, en particulier, sont de ceux qui devraient être traités sur place. De dures nécessités peuvent en imposer le transport. Rien, d'un autre côté, ne s'oppose au transport de beaucoup d'autres, surtout de fracturés du membre supérieur, à condition que l'appareil contentif soit approprié et bien appliqué.

Les appareils utilisés devant être, en principe, arrimés dans les voitures des formations sanitaires, on doit réclamer d'eux qu'ils soient *peu pesants.* Ils doivent être aussi de *construction élémentaire, d'application rapide,* assurer une *contention très exacte,* être *amovo-inamovibles* (Delorme.)

Nombreux ont été les appareils proposés; maints d'entre eux ont trouvé place dans nos voitures : tels les appareils en *ferblanc ajouré,* les *attelles de bois,* les *attelles en treillis de fil de fer,* les *rouleaux de toile métallique.* Ils sont utilisables, à la rigueur, pour les membres supérieurs dont les fractures sont le plus souvent sans déplacements.

Les *gouttières en fil de fer* à la Mayor sont lourdes, encombrantes; elles prennent beaucoup de place dans les voitures, nécessitent un matériel de matelassage abondant et *immobilisent mal.* Ces inconvénients sont bien connus. Dès lors pourquoi les conserve-t-on? Il y a lieu de les abandonner définitivement.

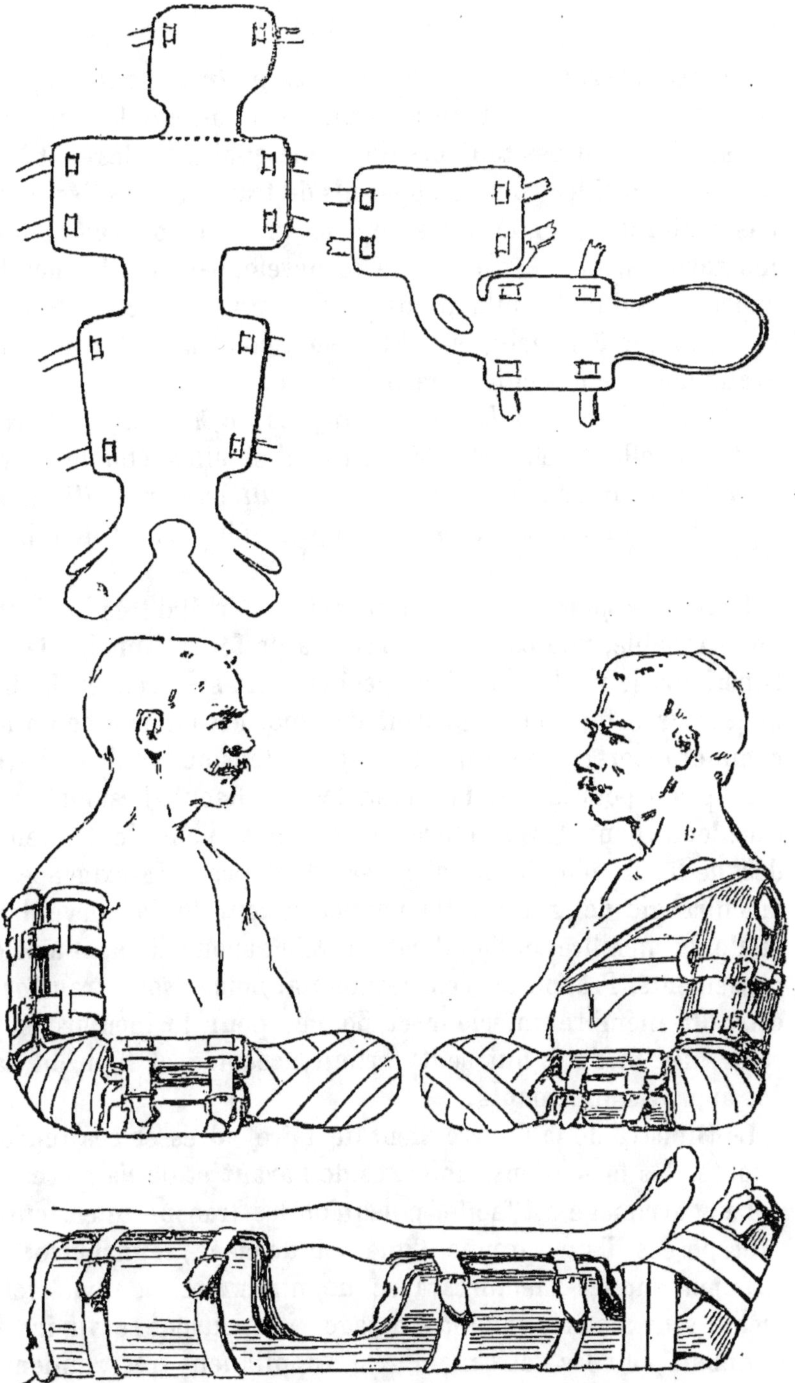

Fig. 13. — Gouttières métalliques à valves de Delorme pour les fractures des diaphyses et les lésions articulaires du membre supérieur et du membre inférieur.

Les *gouttières plâtrées*, les *attelles plâtrées* sont longues à sécher, d'application lente; le plâtre qu'on emploie pour les construire n'est pas toujours de bonne qualité ; elles sont insuffisamment solides comme appareils de transport si elles ne sont pas renforcées; enfin elles ont le grave inconvénient d'être inamovibles, de ne pas suivre le développement de membres exposés à subir des dilatations parfois rapides et considérables, et d'exposer à la gangrène. Elles sont condamnées par le plus grand nombre des chirurgiens d'armée.

Les *gouttières à valves en rotang de de Moy* seraient excellentes si elles n'étaient coûteuses et si elles étaient imperméables. Leur principe est bon. Les *gouttières en treillis métallique, à valves, de Sarrazin* sont trop compliquées et d'arrimage difficile.

Ce sont les *gouttières métalliques en zinc*, métal très malléable, non oxydable, peu coûteux, qui sont à préférer. Pour le membre supérieur, le modèle de Champenois a fait ses preuves. Le Hennequin, transformé en appareil de zinc, est un peu compliqué comme appareil de transport et l'extension qu'il recherche n'est pas à poursuivre. Les modèles de Raoult-Deslonchamps, excellents pour les fractures communes pour le traitement desquelles ils ont été faits, ne satisfont pas aux exigences de la chirurgie de guerre. Ils ne permettent ni la surveillance facile du membre, ni l'application et le renouvellement aisé des pansements. Frappé de ces desiderata, nous avons transformé ceux du membre inférieur et donné, pour le membre supérieur, des modèles qui sont partout acceptés et figurent dans nos approvisionnements.

Le Ministre de la Guerre vient de faire adresser ces modèles à toutes les formations sanitaires de l'avant et de l'arrière.

Leur arrimage est facile, puisqu'on les transporte en feuilles superposées; ils ne prennent que peu de place, se modèlent très aisément sur les membres avec un minimum de matériel et même sans matériel de matelassage ; ils peuvent servir indifféremment pour les deux membres, s'appliquent très rapidement grâce à leurs lacs, et, avec leurs valves, ils rendent très faciles et la surveillance du membre et l'application des pansements. Ils sont très recommandables. Pourquoi notre paternité nous empêcherait-elle de dire tout notre sentiment et tout le bien qu'on en pense? Les faits ont parlé. Ces appareils se sont incontestablement montrés supérieurs aux autres et ils méritent d'être placés au premier rang des moyens d'immobilisation pour le transport et le traitement définitif.

Appareils définitifs. — De ces appareils employés à l'arrière on n'a plus qu'à réclamer : 1° d'*immobiliser convenablement la fracture* ; 2° de *permettre la surveillance du membre* et 3° *l'application facile des pansements.*

Les appareils plâtrés, les appareils à extension continue, les gouttières en treillis métallique, d'application facile mais détestables comme appareils contentifs, ont les préférences de beaucoup, parce que c'est à eux qu'ils ont recours communément. Les uns et les autres ne permettent pas la surveillance facile du membre, surtout le renouvellement facile des pansements, la coaptation des esquilles et la mobilisation des articulations. Ils sont très inférieurs aux gouttières métalliques à valves que nous ne saurions trop conseiller.

2° Réduction et contention de la fracture. — Dans les fractures communes, la réduction de la fracture est un acte important, parce que la violence extérieure a provoqué le plus souvent de grands déplacements et que la forme même de la fracture facilite ces derniers. Dans les fractures par coup de feu, il n'en est plus de même. Au membre supérieur, les déplacements manquent souvent ou sont d'ordinaire peu importants; au membre inférieur, ils font défaut souvent également, excepté à la cuisse où l'abduction et la rotation du membre en dehors sont la règle.

Nous avons, il y a longtemps, fait remarquer que, dans les fractures par coup de feu, la réduction suivant l'axe n'était pas tout et qu'il fallait y joindre *la coaptation des grandes esquilles, leur rapprochement étroit avec les extrémités fragmentaires auxquelles elles doivent correspondre.* C'est par des pressions manuelles d'abord, par des pressions exercées avec des tampons d'ouate placés latéralement qu'on obtient ce résultat.

Ces pressions doivent s'exercer dans un sens perpendiculaire au trajet parcouru par le projectile. Elles sont indispensables très souvent. Elles réduisent les dimensions du foyer de la fracture, concourent à une coaptation plus complète et plus solide et permettent d'obtenir des cals plus réguliers.

3° PANSEMENT DE LA FRACTURE. — Au poste de secours, même dans les premiers moments, à l'ambulance, on immobilisera et on pansera la fracture sans enlever les vêtements. On se contentera de les inciser en volets, sans détruire les orifices vestimentaires. C'est sur la partie découverte par la brèche vestimentaire qu'on appliquera le premier pansement.

A l'ambulance ce pansement provisoire sera remplacé par un pansement complet, après asepsie de la plaie et de son pourtour par l'iode. Là la plaie sera couverte d'un pansement hospitalier ordinaire *sec*. Les pansements humides doivent être proscrits.

Naguère il était indiqué à l'ambulance de faire précéder l'application du pansement de l'ablation des esquilles libres après débridement. Actuellement *on doit les conserver primitivement,* quitte à les enlever en cas de suppuration de la plaie.

On assurera l'antisepsie des foyers infectés (voir suppurations). Les lavages d'eau oxygénée, de solution phéniquée à 5 pour 100, d'éther, les attouchements de solution de chlorure de zinc à 1/10 ou d'iode, les pansements à la gaze iodoformée, etc., etc., seront alors fort utiles.

Les suppurations réclament des incisions suivies de drainage. Ces incisions doivent de préférence porter sur l'orifice et le trajet de sortie, là où se trouvent les esquilles et les corps étrangers intolérés. Il ne faut pas craindre de les faire étendues.

Les autres incisions, autant que possible se rapprocheront des incisions classiques de ligatures.

Une pratique de tous points regrettable, que nous croyions définitivement condamnée parce qu'elle l'est pour ceux qui sont familiarisés avec les exigences de la chirurgie de guerre, c'est celle qui consiste à introduire dans le canal de la plaie une *mèche* aseptique ou antiseptique qui l'obture. Cette conduite est aujourd'hui encore suivie par des chirurgiens de carrière et même par des chirurgiens de haute notoriété. Nous ne saurions trop nous élever contre elle. Nous ne reprendrons pas ici les arguments des longues discussions qui se sont continuées sur les « mèches et les tentes » depuis Paré jusqu'à nos jours ; le sujet est épuisé, l'opinion faite. Cette pratique est une erreur, et une erreur pernicieuse. Les chirurgiens russes pendant la guerre de Mandchourie, ceux qui ont pris part à la guerre des Balkans l'ont, après une épreuve qu'ils ont amèrement regrettée, condamnée. Nos blessés n'ont pas à faire les frais de nouvelles tentatives injustifiables. Mettre une mèche dans un foyer de fracture, c'est enfermer le loup dans la bergerie, exposer le blessé à de graves complications.

4° SOINS CONSÉCUTIFS, RÉSULTATS. — Les *cals volumineux, vicieux*, étaient autrefois assez fréquents. Ils sont plus rarement observés de nos jours. Ils traduisent le plus souvent l'insuffisance de soins chirurgicaux.

Les *pseudarthroses* s'observent moins depuis qu'on respecte davantage les esquilles adhérentes, alors qu'on les sacrifiait en partie lorsque l'ablation des esquilles libres était recommandée.

Les cals *douloureux* sont liés soit à des compressions de troncs nerveux englobés dans le cal, soit à l'intolérance de corps étrangers ou à l'ostéite. Le radial est, dans les fractures de l'humérus, particulièrement prédisposé aux compressions.

Les *corps étrangers* aisément repérés sont enlevés aujourd'hui sans hésitation comme sans grands dégâts.

Les foyers d'*ostéite* persistante réclament des gougeages, des évidements.

Aujourd'hui que la question vitale n'est plus en jeu, et que le traitement de ces fractures est devenu plus facile, on doit s'attacher à perfectionner les résultats définitifs.

L'usage des eaux minérales est tout indiqué dès la consolidation de la fracture. L'emploi du massage, d'une mobilisation méthodique des articulations, de la mécanothérapie surtout, devient nécessité. Bourbonne-les-Bains, Dax, Aix, surtout Vichy, qui a une installation mécanothérapique admirable, rendront de grands services dans le traitement des séquelles des fractures. *On devrait diriger sur ces établissements les fracturés dès la consolidation de leurs fractures.*

DE LA RÉSECTION DIAPHYSAIRE. — C'est l'opération très ancienne qui consistait, dans les fractures par coup de feu, à *enlever toutes les esquilles, adhérentes et libres*, et à *réséquer les extrémitées cunéennes des fragments*. Cette opération réalisait des dégâts énormes, prolongeait la cure, favorisait la pseudarthrose et entraînait de grosses impotences fonctionnelles. Elle est abandonnée. Elle a donné des résultats déplorables pendant la guerre de Sécession et les guerres allemandes.

AMPUTATION. — L'*amputation* doit être réservée primitivement aux gros traumatismes osseux avec destruction considérable des parties molles et *gangrène déclarée*; consécutivement elle peut être imposée par des suppurations persistantes, l'ostéite étendue et chronique. Encore faut-il que, sans aucun doute, elle apparaisse au chirurgien comme la seule solution acceptable.

CHAPITRE VIII

LÉSIONS DES ARTICULATIONS

Dans les blessures des articulations on comprend communément : les *plaies périarticulaires ou non pénétrantes*, les *plaies pénétrantes simples*, les *plaies pénétrantes avec lésions osseuses*.

Plaies péri-articulaires. — Leurs caractères sont ceux des blessures des parties molles de toutes les régions. Les seules particularités générales qui méritent d'être relevées sont : 1° relatives à l'ouverture des gaines tendineuses et des bourses séreuses péri-articulaires, qui peut faire croire à une plaie pénétrante alors que les parties molles seules sont atteintes, et 2° au danger des hémorragies dans des régions où les cercles anastomotiques sont tout particulièrement développés. Signalons enfin, à propos des blessures péri-articulaires, certaines lésions d'apophyses osseuses qui ne pénètrent pas l'article. *Les projectiles actuels ne font pas de plaies de contour.*

Plaies pénétrantes simples. — Ce sont des pénétrations synoviales sans lésions osseuses. Elles sont rares et ne s'observent guère qu'aux articulations de l'épaule et du genou ; à l'épaule, parce que la capsule lâche peut laisser, pour le passage des projectiles, un certain intervalle entre la cavité glénoïde et la tête humérale ; au genou, en raison de l'étendue du cul-de-sac sous-tricipital.

Le diagnostic en est difficile dans le premier cas, assez facile dans le second. Le pronostic et le traitement ne diffèrent guère de ceux des plaies avec lésions osseuses.

Plaies pénétrantes avec lésions des épiphyses. —
Sur le cartilage, les projectiles produisent des *contusions*, des
érosions, des *abrasions*.

Sur l'épiphyse proprement dite, la balle détermine des
contusions, des *dépressions*, des *sillons*, des *gouttières*, des
perforations incomplètes ou en cul-de-sac, des *perforations
totales* ou en sétons, superficielles ou profondes, des *abrasions*.

Le sillon et la gouttière sont nettes, sans irradiations fissuriques.

Les perforations incomplètes ont des orifices et des trajets
de dimensions plus étroites que le diamètre de la balle. Les
traits fissuriques sont rares.

Les perforations totales sont le plus souvent simples. Quand
elles sont périphériques, la paroi externe compacte de l'épiphyse est divisée en fragments sous-périostés qui, quand on les
déprime, font entendre de la crépitation.

L'*orifice d'entrée* est net, de dimensions égales, inférieures
ou supérieures à la balle, suivant que sa vitesse est moyenne,
faible ou grande. Il est arrondi ou ovalaire, parfois obturé
par le périoste fissuré et non perforé à l'emporte-pièce, ou masqué par la synoviale épaisse, à tel point qu'on ne le retrouve
pas sur le cadavre. Parfois il est entouré de minuscules esquilles
provenant de la table externe, compacte.

L'*orifice de sortie* est plus grand, irrégulier, bordé d'esquilles peu nombreuses, étroites, triangulaires ou rectan-
gulaires, souvent adhérentes, ouvertes en volet. Il ne dépasse
guère les dimensions de la balle (8 à 9 mm.).

Le *trajet* est cylindrique ou conique, régulier. Les fissures,
quand il en existe, sont d'ordinaire sous-cartilagineuses ou
sous-périostées, non béantes. Elles peuvent manquer ou, au
contraire, être profondes, divisantes. Plus le tissu épiphysaire a
de résistance (trochlée, condyle huméral), plus la division
complète, plus la comminution des fragments articulaires est
facile.

Le trajet est libre de débris esquilleux.

Telles sont les lésions simples. A côté d'elles on en trouve, bien plus rarement, il est vrai, de complexes. Une tête articulaire est séparée sans éclats, divisée en fragments plutôt sédentaires que propulsés, maintenus qu'ils sont par la capsule et la surface articulaire correspondante. C'est un fait bien remarquable que les dégâts capsulaires et ceux des parties molles ne sont pas le plus souvent en rapport, dans ces cas, avec le traumatisme osseux ; la capsule est conservée et même linéairement traversée. L'étroitesse des lésions capsulaires et les traumatismes moindres produits par les balles actuelles rendent compte en grande partie de l'évolution favorable de ces traumatismes.

Telles sont les lésions observées sur la portion franchement épiphysaire de l'extrémité osseuse.

Quand la balle pénètre au niveau du cartilage d'accroissement, elle détermine des lésions épiphyso-diaphysaires : un orifice d'entrée net, un orifice de sortie esquilleux, de longues fissures s'irradient dans l'article et au-dessus.

Ce sont encore les mêmes lésions qu'on observe quand la balle s'éloigne du cartilage d'accroissement, mais alors les fissures, tout articulaires qu'elles soient, peuvent ne pas s'irradier au-dessous de ce cartilage.

En somme, dans les lésions franchement articulaires, *les dégâts sont d'ordinaire limités*, les esquilles et les fragments sont peu nombreux, adhérents ou maintenus par une capsule peu ouverte ; négligeables et *rares sont les solutions de continuité* du membre. Les lésions épiphysaires sont donc, au point de vue de leur étendue en longueur et en largeur, bien différentes des lésions diaphysaires et souvent elles peuvent être regardées comme des fractures non exposées.

Parfois on a affaire à des ABRASIONS.

Bien différents comme étendue et complexité sont les dégâts produits par les gros éclats d'obus ; mais ceux-là portent souvent plutôt sur les parties molles que sur l'article même. Quand les os sont intéressés, que l'articulation soit plus ou moins largement ouverte, on observe ordinairement les mêmes types de lésions qu'avec les balles.

CONSIDÉRATIONS GÉNÉRALES SUR LES TYPES DE FRACTURES ARTI-
CULAIRES PAR PROJECTILES. — Nous avons établi que ces types
sont commandés par trois conditions dont les deux premières
sont les plus importantes : le *point frappé*, la *constitution
architecturale de l'os*, la *vitesse de la balle* ou distance du tir.

1° *Point frappé*. — Des balles qui atteignent l'os au même
point, produisent toujours des lésions identiques ou analogues.

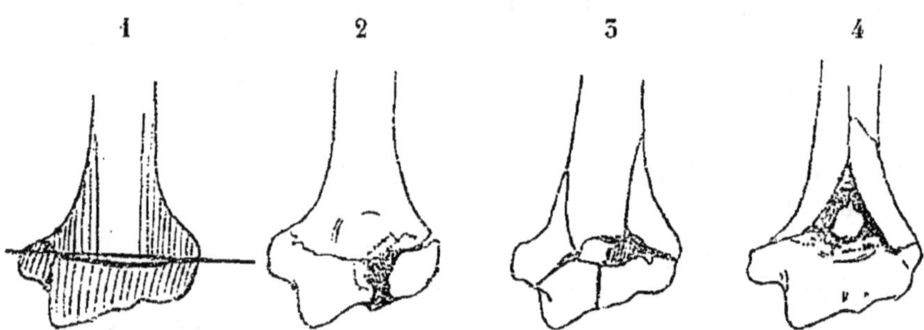

Fig. 14. — 1, Ligne épitrochléo-épicondylienne suivant celle du cartilage
d'accroissement. — 2, Lésion sous-jacente ou cartilage d'accroissement
(lésion limitée). — 3, Lésion correspondant à la ligne du cartilage (lésion
du type épiphyso-diaphysaire). — 4, Lésion sus-jacente au cartilage d'accroissement (lésion de type diaphysaire).

Quand donc on en connaît bien l'anatomie pathologique générale, on peut sur un blessé affirmer que telle ou telle
lésion existe.

Dans une extrémité articulaire, ce qu'il importe de fixer
c'est la *ligne du cartilage d'accroissement*. Au-dessous de lui
c'est le tissu épiphysaire proprement dit, plus ou moins
spongieux, à trabécules courtes. La balle produit là une *lésion*
spéciale, *épiphysaire*. Au-dessus, le tissu épiphyso-diaphysaire
ou diaphysaire de constitution différente offre des lésions également
ment différentes, du *type épiphyso-diaphysaire*. Plus haut, vers
la diaphyse, la lésion est *diaphysaire*.

2° *Constitution architecturale*. — Le tissu spongieux, ou
bulbe articulaire sous-jacent à la ligne du cartilage d'accroissement, a des lésions localisées et non irradiées. Le tissu sus-
jacent se perfore et se fissure, et comme les fibres architecturales sont d'autant plus courtes qu'on se rapproche plus des
bords de l'os, les fissures seront d'autant plus courtes que la

lésion sera plus périphérique. Pour chaque articulation, les fissures ont des directions commandées par la disposition des fibres architecturales.

3° La *vitesse de la balle* fixe, elle, non le type osseux ou ses irradiations, mais l'*état comminutif*. Plus la vitesse est grande, en général, plus le type est comminutif. La chose est surtout remarquable pour les lésions épiphyso-diaphysaires. Le diamètre de la balle joue également un rôle. Plus il est grand, à vitesse égale, plus la lésion est comminutive.

Diagnostic. — Quand les lésions osseuses sont très comminutives, qu'elles s'accompagnent des signes des fractures graves (déformation du membre, mobilité anormale, crépitation), le diagnostic s'impose; mais le plus souvent, avec des lésions limitées et des réactions légères, il est moins facile à établir. Cependant, même dans ces cas, il est possible de l'assurer.

La *douleur* est peu caractéristique, l'*impotence fonctionnelle* est signe incertain. Des blessés atteints de perforations de grosses articulations font mouvoir leurs articulations L'*écoulement de synovie* manque souvent en raison de l'étroitesse des plaies faites à la capsule.

Fournissent des indices de valeur : l'*agrandissement de l'orifice de sortie* dans les lésions épiphyso-diaphysaires produites à courte distance, la *poussière osseuse* trouvée dans le trajet ou recueillie dans la sécrétion de la plaie, les *rainures fines subies par la balle* arrêtée dans le membre. Les signes les plus nets sont tirés : *des rapports des plaies extérieures avec la région occupée par l'article, de l'hémorragie rapide, de l'arthrite, des indices de la radiographie.*

Les balles actuelles ne se déviant pas en général en traversant les extrémités osseuses, la *position des orifices* et *leurs rapports avec l'article* constituent l'un des meilleurs signes. On peut le dire pathognomonique quand l'articulation est superficielle.

Non seulement ces rapports du trajet avec l'article fixent le diagnostic général, mais ils permettent également d'établir le diagnostic différentiel de lésion *épiphysaire, épiphyso-diaphysaire, diaphysaire.*

La radiographie ne fournit pas, pour les lésions osseuses articulaires, les apparences si frappantes et presque constantes qu'elle donne pour les lésions diaphysaires. Cependant ses renseignements sont très précieux. Les lésions épiphyso-diaphysaires sont souvent précisées par elle, et très souvent un œil exercé reconnaîtra une perforation épiphysaire nette, un sillon, c'est-à-dire les lésions les plus simples. Les dégâts plus complexes, fragmentaires, sont aisément reproduits par elle.

Si, de tous les signes, le plus simple, le plus pratique, le plus précieux est celui fourni par les *rapports des plaies avec l'article*, il y a lieu de remarquer que, pour en tirer un parti rigoureux, il faut tenir compte de la position occupée par le blessé au moment de son traumatisme.

Marche. Pronostic. — Naguère les blessures des articulations étaient particulièrement graves. L'infection était habituelle. Après quelques jours de calme relatif, l'articulation se gonflait, devenait douloureuse, tendue; la température s'élevait, la suppuration se déclarait, le pus remplissait l'article et, soit mécaniquement, soit par propagation infectieuse, il se répandait à distance. S'il n'était pas confié aux soins d'un chirurgien avisé, décidé à poursuivre le pus par de larges débridements, à en assurer l'écoulement par le drainage, à en prévenir le retour par ses topiques, le blessé succombait à l'infection purulente.

Les choses ont bien changé, mais il ne faudrait pas croire que l'évolution simple, souvent aseptique, des jointures traversées, avec ses réactions atténuées, des excrétions séreuses ou séro-purulentes légères, doit rester règle sans exception. Le pronostic d'une blessure articulaire par balle est toujours réservé; aussi son traitement doit-il être surveillé par un chirurgien.

Les articulations ne sont pas exclusivement traversées par des balles pointues, rarement vectrices de corps étrangers infectants; elles sont aussi ouvertes par des balles déviées, des balles de schrapnels, des éclats d'obus. Dans ces cas, il faut s'attendre à voir apparaître l'arthrite et à la combattre par un traitement approprié, très actif.

Traitement. — La *conservation est de rigueur dans l'immense majorité, nous pourrions dire dans la totalité des lésions articulaires produites par les balles*.

Dans les plaies étroites, non infectées, produites par les balles tirées de plein fouet, l'on se contentera du pansement simple des orifices et de l'immobilisation. Même en l'absence de solution osseuse, on doit immobiliser. Il faut s'abstenir de toute exploration. En général, il n'y a pas d'esquilles à enlever.

Dans les plaies plus larges produites par les balles déviées, les balles de schrapnels, etc., plaies souvent souillées, on lavera l'article (solution phéniquée au 1/5e, eau oxygénée en petite quantité) après débridement et on drainera. Le blessé est à surveiller. On lui évitera tout transport, surtout si la blessure siège au membre inférieur, sur une articulation large. On enlèvera les balles de schrapnel et les éclats d'obus logés dans les articulations aussi rapidement que possible mais toujours aseptiquement.

L'arthrite suppurée réclame l'arthrotomie rapide. On utilisera les incisions des résections. Il est préférable de s'arrêter aux incisions doubles plutôt qu'à l'incision unique. Dans ces cas, l'ablation des esquilles libres est de rigueur. Si malgré les incisions de l'arthrotomie et des lavages intra-articulaires intermittents, la suppuration persistait abondante et menaçante, on aurait recours à la *résection atypique* suivie de l'immobilisation prolongée de la jointure pour éviter les déformations consécutives.

L'amputation sera une mesure extrême, exceptionnelle, utilisable seulement en cas d'accidents septicémiques menaçants.

L'immobilisation immédiate des articulations est obtenue par les procédés de fortune qui assurent celle des fractures diaphysaires.

L'immobilisation, en cours de traitement régulier, sera *recherchée avec des appareils qui, laissant l'article libre*, rendent la surveillance et l'application des pansements faciles, enfin permettent de pratiquer les incisions que des fusées purulentes pourraient nécessiter.

Nous ne saurions trop recommander pour cette immobilisation nos *gouttières de zinc à valves*, qui réalisent ces conditions.

D'une façon générale, une compression modérée, ouatée, exercée sur l'article est fort utile pour prévenir les empâtements et épanchements articulaires.

Les *exercices de mobilisation* doivent être commencés de très bonne heure. La nature des lésions sera ici, bien entendu, prise en considération. En général, on ne fait pas le nécessaire et des raideurs articulaires, des impotences fonctionnelles regrettables en sont la conséquence.

LÉSIONS DES OS PLATS ET DES OS COURTS

Os plats. — Les os plats, crâne, os iliaque, omoplate, frappés par les projectiles présentent des *contusions*, des *fissures* linéaires, radiées, *concentriques*, de la face atteinte ou de la face opposée au contact, ou encore de ces deux faces avec ou sans déplacements esquilleux de la face interne; des *échancrures*, *des sillons* et *gouttières* limités au trajet parcouru par le projectile ou compliqués d'esquilles plus ou moins déprimées de la table interne, enfin des *perforations incomplètes* ou des *perforations complètes*.

L'orifice d'entrée de ces perforations est le plus souvent net, régulier, des dimensions diamétrales du projectile, de dimensions inférieures ou supérieures. Le trajet est régulier. L'orifice de sortie est un peu plus large, entouré d'esquilles plus ou moins adhérentes, quadrilatères, triangulaires, en croissant, de quelques millimètres à 1 ou 2 centimètres d'étendue. Leur nombre varie de 2, 3 à 10, voire à 15. Elles sont généralement en très petit nombre.

Des fissures directes réunissent souvent, par le plus court trajet, les deux orifices d'une perforation de part en part; à elles s'ajoutent souvent des fissures concentriques. Ces propagations s'observent d'autant plus que l'os est plus compact. Elles se remarquent plus au crâne qu'à l'os coxal. En général, les lésions sont circonscrites et la fracture totale de l'os plat est impossible quand l'os a été frappé perpendiculairement à sa surface; on ne peut, dans ces conditions, fracturer avec solution de continuité un os coxal par une balle.

Signalons les sillons des bords, les abrasions des apophyses.

Les coups de feu *tangents à la surface* des os plats produisent des pertes de substance qui s'étendent à tout le trajet et qui se prolongent au-dessus et au-dessous par des esquilles nombreuses mais adhérentes (omoplate). Dans ces cas on peut observer des solutions de continuité.

Les éclats de gros projectiles produisent des fissures, des sillons et perforations étendues, voire des abrasions.

Os courts. — Les os courts (*os du poignet, du tarse*) présentent des *contusions*, des *sillons*, des *perforations*, des *écrasements*.

Les orifices des perforations habituelles sont étroits, parfois sans fissures. Les fissures sont d'ordinaire courtes. Les comminutions comme les solutions de continuité sont rares.

Les esquilles, petites, sont adhérentes, peu nombreuses ; les esquilles libres sont représentées par une sorte de poussière osseuse. En somme, les dégâts sont limités, minimes.

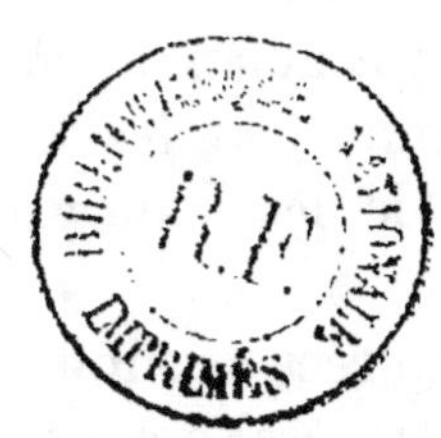

CHAPITRE IX

COMPLICATIONS GÉNÉRALES
DES BLESSURES PAR ARMES A FEU

PHÉNOMÈNES IMMÉDIATS. — Nous avons déjà parlé des complications *hémorragiques*, *nerveuses*, des *corps étrangers*. Nous avons à nous arrêter à la *douleur*, au *délire nerveux*, à la *stupeur locale* et *générale (shock)*, au *tétanos*, à la *pourriture d'hôpital*, aux *gangrènes*, aux *infections localisées* ou *diffuses*, à la *septico-pyémie*.

DOULEUR. — En général, les plaies par balles sont très peu douloureuses immédiatement, même quand elles comprennent des nerfs. Nombre de blessés les ont à peine senties. La douleur n'arrête pas l'élan du combattant. On rappelle l'histoire de cette compagnie dont les hommes lancés contre l'ennemi ne s'aperçurent de leurs blessures que par le sang qui s'en écoulait.

Les plaies déchirées produites par les éclats de projectiles explosifs sont en général douloureuses.

DÉLIRE NERVEUX. — C'est une forme éréthique du shock. On ne saurait le confondre avec le délire alcoolique ou vésanique.

Les blessés isolément ou en collectivité sont pris d'une agitation violente, d'une sorte de fureur ou de rage. Ils se livrent à des mouvements désordonnés, parlent avec volubilité, racontent avec vivacité les péripéties de l'action à laquelle ils ont été mêlés, pleurent, ont des sentiments affectifs excessifs, alors que leur sensibilité générale est émoussée.

Reeb, Poncet et Gross, à Strasbourg, nous-même à Saint-Quentin, avons observé de véritables épidémies localisées.

Ce délire peut se terminer par du collapsus. Il a parfois une influence très nocive sur la marche des blessures.

Stupeur locale et générale. — La *stupeur locale* se caractérise par l'insensibilité de la plaie. Un blessé peut achever la section de son membre presque séparé sans manifester de souffrance. Nous venons plusieurs fois de relever le fait. La température est abaissée, les chairs sont molles, flasques, sèches, non saignantes, non sécrétantes. Au bout de quelques jours la réaction est franche ou la gangrène survient.

De cette complication presque exclusive des blessures produites par les gros projectiles ou leurs gros éclats, la pathogénie est obscure; la lésion des nerfs joue probablement ici un rôle important. Un fait bien établi, c'est que les interventions chirurgicales graves pratiquées dans des tissus atteints de stupeur locale et sur des blessés frappés de stupeur générale ne réussissent pas. La gangrène est une terminaison fréquente de la stupeur locale.

Le traitement comporte l'emploi des stimulants généraux et locaux, de l'enveloppement ouaté de la plaie et le rejet momentané des antiseptiques.

La *stupeur générale* résulte d'un ébranlement brusque communiqué à l'axe cérébro-spinal par un choc violent direct ou transmis par les grosses diaphyses gravement fracturées (coups de feu explosifs, abrasions des membres par les volumineux fragments de gros projectiles).

Hébétude, yeux fixes, hagards, pupilles très dilatées, traits immobiles, corps recouvert de sueur froide, respiration lente, suspirieuse, faible; de temps en temps, grands mouvements inspiratoires et expiratoires, pouls petit, irrégulier, vomissements, incontinence fécale et urinaire, abaissement de la température, plaies sèches, insensibilité, intelligence souvent conservée mais lente ou coma; tels sont les caractères cliniques de la stupeur générale.

La stupeur générale peut se terminer rapidement par la mort; elle peut disparaître ou s'atténuer en quelques heures. On a dit que *tout blessé en état de stupeur dont la température est inférieure à 36° est appelé à succomber* (Redard).

Toute intervention, hormis la ligature des artères ouvertes, est contre-indiquée. Le chloroforme est dangereux (Crimée). On aura recours à la position horizontale, aux stimulants locaux (chaleur) et généraux : injections sous-cutanées d'éther, de caféine, d'huile camphrée.

TÉTANOS. — De fréquence variable mais grande autrefois (12 pour 100, 1 pour 79 pendant les guerres du 1er Empire), il ne s'observe plus au Transvaal. Pendant la guerre russo-japonaise, Holbeck le relève 1 fois sur 100 blessés. Sur plus de 4 milliers de blessés de cette guerre, nous n'en avions vu d'abord que 3 à 4 cas. Mais le nombre s'en accroît beaucoup.

Les plaies étroites souillées de terre, infectées par les fragments de vêtements, exposées à la suppuration, surtout celles des membres inférieurs; l'exposition du blessé au froid y prédisposent. Théoriquement, le tétanos peut être contagieux; pratiquement il ne l'est pas.

Il peut apparaître quelques instants ou quelques heures après la blessure, ordinairement du 6e au 8e jour, parfois plus tard.

Sa forme *suraiguë* est mortelle en quelques jours; ses formes *chroniques* ou *légères* sont passibles de guérison (31 pour 100).

Rappelons rapidement sa symptomatologie : douleurs, spasmes au niveau de la blessure (4/5 des cas), puis bientôt trismus, raideur de la nuque, dysphagie, rire sardonique, contractures musculaires survenant par crises et provoquées par la moindre excitation. Rémissions alternant avec les crises. Fièvre atypique, intelligence intacte.

Contracture et paralysie faciale dans le tétanos céphalique (plaies de tête).

Dans la forme grave, à apparition rapide (5e jour), on constate le même début, les mêmes crises, mais plus longues et plus violentes. La température est élevée.

Le traitement comporte, à titre préventif : le débridement, l'ablation des corps étrangers (balles de schrapnels et éclats d'obus), le drainage rapide de plaies infectées, la désinfection par l'eau oxygénée, l'iode, les solutions phéniquées. Les conditions du fonctionnement des formations sanitaires du champ de bataille rendent bien difficile et aléatoire la généralisation de l'emploi du sérum antitétanique, même pour ses partisans. L'isolement est une mesure recommandable pour assurer le calme, éviter le trouble des blessés voisins plutôt que comme mesure préventive.

Contre le tétanos confirmé : Incision large, lavages avec les antiseptiques, en particulier avec l'eau oxygénée, ablation des corps étrangers, repos, opium, chloral et bromure de potassium à hautes doses, sudorifiques, bains très prolongés. La sérothérapie antitétanique sous-cutanée ou intra-rachidienne n'a pas donné de résultats probants. Les injections intra-rachidiennes de 2 à 6 cc. de solution de sulfate de magnésie à 25 pour 100, tous les jours pendant 5 à 6 jours, sont sédatives; elles agissent surtout contre les contractures douloureuses. On a conseillé de combiner ces injections avec celles de sérum à haute dose.

Pourriture d'hopital. — Complication autrefois fréquente, presque disparue. Très contagieuse, épidémique, produite par le bacille de Vincent, susceptible d'envahir toute plaie récente ou ancienne.

Dans la forme légère, véritable *diphtérie des plaies*, sur des bourgeons charnus de mauvais aspect se développe une membrane grise, opaline ou une couenne sèche analogue à celle qui recouvre parfois les plaies traitées par l'iodoforme. Douleurs vives, marche envahissante, phagédénique. Pas de fièvre.

Dans la *forme grave, pulpeuse* : couenne épaisse, putrilagineuse, pultacée, de couleur de mastic de vitrier. Douleurs très vives, fièvre, œdème dur. Sécrétion abondante d'ichor fétide. Phagédénisme suraigu. Nous avons vu, en 1870, des régions de la fesse et du creux poplité sphacélés en quelques heures.

Le pronostic était très grave autrefois. Dans la forme légère, attouchements au jus de citron, à l'iode (Italie; Guerre de 1870-71), bains de permanganate de potasse à 1/1000, pansements à l'eau oxygénée avec la liqueur de Labarraque.

Dans la forme grave, attouchements au perchlorure de fer, très douloureux, mais très efficace. Cautérisations ignées en surface.

Isolement rapide et absolu des blessés auxquels on attachera un personnel spécial.

Suppurations. Phlegmons. — Très fréquentes sont les suppurations abondantes à la suite des blessures par balles déviées, par balles de schrapnels ou d'éclats d'obus, dans les plaies compliquées de fragments de vêtement. Aussi faut-il *examiner toujours les pièces de vêtement*, rechercher les pertes de substance aux orifices d'entrée et tout particulièrement dans les fractures.

Quand les pertes de substance vestimentaires sont étendues il est prudent de *débrider préventivement* l'orifice de la plaie. Il l'est davantage encore de rechercher immédiatement le projectile qui souvent s'opposerait à l'issue des parcelles de vêtement, source de l'infection.

Dès qu'on assiste au développement de la suppuration, on pratique des incisions, on nettoie le foyer avec l'eau chaude, on attouche la paroi abcédée avec l'iode, le permanganate de potasse au 1/1000 ou on pratique des lavages à l'eau phéniquée forte (5 pour 100) ou à l'eau oxygénée. Cette dernière est excellente. Elle n'est pas irritante et nettoie bien les cavités (30 à 50 c. c. par séance). Le *permanganate et l'eau oxygénée doivent toujours être employés dans les plaies souillées de terre.*

L'eau oxygénée en même temps qu'elle est le topique spécifique de la gangrène gazeuse, est l'antiseptique désigné pour le traitement de la streptococcie (phlegmons, lymphangites, érysipèle) et des infections putrides.

Érysipèle chirurgical. — Fréquent autrefois, on le note pendant la guerre de Sécession sur 0,4 pour 100 des blessés, dans la proportion de 0,9 pour 100 pendant la guerre Russo-Turque, rarement dans la guerre de Mandchourie, souvent pendant la campagne de Thrace. Les pansements agressifs, l'occlusion des plaies par le tamponnement en favorisent l'apparition; les explorations malencontreuses ouvrent la voie au streptocoque.

La plaie se dessèche pendant que la lymphangite progresse. Il y a de la fièvre, l'état général est mauvais. Les phlegmons diffus, les hémorragies secondaires, le sphacèle en sont des conséquences.

Pansements doux, humides, boriqués; badigeonnage iodé (Ferraton). Quinine, alcool à l'intérieur. Le sérum est peu pratique; il expose à des accidents. Isolement.

Dans les cas de lymphangites et d'érysipèles, Souligoux lave le membre, le brosse, enlève le savon à l'alcool et applique un pansement de coton *cardé* imbibé d'éther qu'il renouvelle au besoin. Il se loue de ce traitement.

Septico-pyohémie. — Rare. Nous en avons déjà observé au cours de cette guerre à la suite de plaies par éclats d'obus.

1° Dans une forme *légère* la plaie est douloureuse, on constate de la fièvre, un état saburral, de la céphalée, de l'abattement. Durée 8 à 15 jours (Ferraton).

2° *Fièvre septicémique* (Ferraton). Fièvre rémittente sans frissons : 38, 39°; troubles gastriques, langue sèche, plaie flétrie, état général mauvais, pouls rapide, petit, respiration fréquente, urines rares, albumineuses; troubles nerveux ataxo-adynamiques dans les cas les plus sévères rapidement mortels.

3° *Septico-pyohémie.* Éclosion favorisée par l'infection primitive des plaies (schrapnels, éclats d'obus), des pansements défectueux, le retard apporté à l'ouverture des collections purulentes, la longueur des évacuations. Fièvre intermittente à grandes oscillations (39, 40°), à grands frissons, plaie à sécrétion fétide, couverte d'exsudats. Traînées de phlébite. État général grave, terreux, langue sèche, diarrhée, dyspnée, délire tranquille (Ferraton).

Abcès métastatiques articulaires et parenchymateux.

Traitement préventif : Pansements réguliers, débridements hâtifs, désinfection des plaies avec pansements rares ou relativement rares.

Éviter l'encombrement, assurer la séparation des atteints.

Contre la septico-pyohémie déclarée : bains antiseptiques, lavages phéniqués au permanganate, à l'eau oxygénée, attouchements chlorurés. Emploi des toniques surtout de la quinine à haute dose (A. Guérin) : 8 décigr., 1 gr., 1 gr. 50 par jour. Injections de nucléinate de soude (?), abcès de fixation, lavages du sang.

Amputation parfois nécessaire, toujours très grave.

Gangrène gazeuse. — Fréquente dans les guerres, surtout après la période de début, elle s'est déjà montrée dans maintes formations, surtout sur des blessés allemands abandonnés. Le chirurgien sera attentif à son apparition en raison de ses progrès très rapides, de la nécessité d'un traitement suractif, de ses dangers de contagion.

Aucune plaie n'en est à l'abri, mais celles produites par les éclats d'obus et les fractures graves y exposent davantage.

On lui décrit deux formes : l'une à marche rapide mais *non foudroyante*, l'autre *foudroyante*. Dans les deux cas on observe les mêmes symptômes généraux ; la marche seule diffère.

Ces symptômes sont : la *douleur*, le *gonflement emphysémateux de la région*, les *troubles généraux*.

La *douleur* est *constante* ; elle se fait sentir quelques heures avant le gonflement et les signes généraux, aussi ne saurait-elle trop être prise en considération.

Elle est *aiguë*, violente, *excessive, constrictive*. Presque tous les blessés la rattachent à la constriction de l'appareil ou du pansement. Lève-t-on celui-ci le gonflement peut ne pas exister encore ?

Cette douleur abat le blessé. Son aspect est celui d'un typhique, d'un cholérique (yeux enfoncés, teint terreux, etc.).

Le *gonflement* œdémateux est dur, tendu, blanc, puis bronzé avec traînées veineuses brunâtres. Phlyctènes au voisinage de la plaie devenue sèche. Ce gonflement est *crépitant*. Le développement gazeux est non pas seulement perceptible aux doigts, souvent il *s'entend*. En quelques heures tout *un membre* est envahi dans les cas foudroyants.

La sensibilité du membre atteint est abolie, la température est de moyenne intensité (38°-39°) ou très élevée (40°), parfois abaissée (36°), le pouls fréquent, la respiration suspirieuse. Le blessé est indifférent à ce qui l'entoure et s'éteint sans agitation, parfois subitement. Telle est la physionomie habituelle de la gangrène foudroyante, mais celle-là n'est pas unique. Dans certains cas, les phénomènes généraux dominent d'abord, d'autres fois ils sont atténués ; parfois l'emphysème est lent à se produire et reste quelque temps localisé, circonstance heureuse.

Les *symptômes généraux* très marqués, la *douleur vive*, le *développement gazeux* rapide ne se trouvent pas dans la gangrène par compression. Dans la gangrène par *contusion* le développement gazeux se retrouve, mais il est moins rapide et on ne constate pas des phénomènes généraux aussi marqués. Mais la *gangrène gazeuse débute dans la plaie* ; *la gangrène par contusion commence à l'extrémité terminale du membre. La gangrène par lésion des vaisseaux*, quand elle donne lieu à un développement de gaz, a la même marche envahissante, mais, elle aussi, *commence à l'extrémité terminale du membre.*

Le développement gazeux n'est pas toujours dû au vibrion septique.

La gangrène gazeuse, si on tient compte de la période prodromique, se montre *avant la suppuration de la plaie* (Trifaud).

Traitement préventif. — Désinfection attentive des plaies souillées, *isolement* des blessés atteints, précautions rigoureuses de préservation spéciale (membres amputés enlevés rapidement, linges détruits, instruments flambés) pour éviter la contagion.

Contre la gangrène gazeuse déclarée, on emploiera d'abord les larges incisions de la plaie suivies de grands lavages à l'eau oxygénée. L'association du permanganate au 4/1000 à l'eau oxygénée amène un dégagement d'oxygène beaucoup plus intense. En même temps, on utilisera les *injections intracellulaires*. On doit opposer au processus foudroyant une *barrière d'eau oxygénée* en injections hypodermiques là où s'arrête l'œdème et la crépitation gazeuse. On renouvelle les injections matin et soir ou plusieurs fois dans la journée. Avec une aiguille de Pravaz ou de Dieulafoy on fait une double *couronne*. On injecte l'eau oxygénée par demi-seringue, à raison de 20, 30 injections de seringue de Pravaz pour une jambe, 30, 40 pour une cuisse et on renouvelle les injections.

Si on manque d'eau oxygénée, on se sert d'oxygène sous pression ; on insuffle dans le membre l'oxygène avec une aiguille de Dieulafoy communiquant par un tube de caoutchouc avec un réservoir.

On pratique de distance en distance des débridements sur les cloisons aponévrotiques cloisonnantes, pour prévenir la tension excessive des tissus dilatés par les gaz, tension qui amène la compression des vaisseaux.

Il faut employer ce traitement avec conviction.

L'amputation ou la désarticulation rapides en tissus sains sont des ressources dernières après l'emploi infructueux des injections d'eau oxygénée. Section circulaire ; pas de sutures.

Alcool, quinine, huile camphrée.

CHAPITRE X

BLESSURES PAR LES GROS PROJECTILES ET LEURS ÉCLATS

Si les petits éclats des obus produisent des lésions plus ou moins analogues à celles des balles, il n'en est plus de même des gros éclats et exceptionnellement du projectile entier. Ce sont, sur les parties molles, des *contusions* étendues et profondes, des *écrasements*, des *plaies contuses*, des *arrachements*.

Les *contusions* sont de tous les degrés; elles se traduisent, aux limites extrêmes, par de vastes épanchements de sang ou de sérosité. Quand elles portent sur les organes splanchniques, sans atteinte apparente du projectile, ce sont les attritions profondes et étendues qu'on attribuait autrefois au *vent du projectile*.

Les *plaies contuses* sont de vastes érosions, de gros sillons, de larges plaies en cul-de-sac, des plaies à lambeaux très étendus, frangés, ecchymotiques, à fond contus; ce sont des abrasions à surface déchirée aux muscles pantelants, herniés. Très fréquemment, les plaies en profondeur sont compliquées de corps étrangers métalliques, de terre, de fragments de vêtements. On a lieu de s'étonner de l'énormité des corps étrangers parfois extraits. Otis nous a parlé d'un obus de 12 livres logé dans une fesse; Constan d'un éclat d'obus pesant 850 grammes logé dans une cuisse, dans laquelle il avait pénétré par une ouverture de 4 centimètres de long seulement.

Parfois ce sont des sétons largement béants qu'on observe.

Les gros et moyens éclats des *obus brisants* déterminent de larges coupures, des abrasions partielles ou totales des membres, bien différents des arrachements et broiements contus produits par les gros éclats des autres obus. Les plaies en cul-de-sac de ces obus brisants sont rarement profonds; ils sont souvent compliqués des fragments de vêtement ; l'*orifice* est le plus souvent net. On note encore des perforations totales avec orifice de sortie irrégulière, large, à lèvres éversées.

A côté de ces désordres excessifs, rappelons, par une sorte d'antithèse, les tatouages, les plaies souvent très nombreuses, étroites, simples incisures, produites par le *sable métallique* des obus à mélinite, les plaies en cul-de-sac à orifice très étroit et qui logent de petits éclats à une profondeur allant de quelques centimètres à 15 centimètres.

Revenons aux gros éclats. Leurs plaies contuses, compliquées souvent de stupeur locale, de corps étrangers, métalliques et vestimentaires, saignent peu mais sont vouées à la suppuration et menacées des complications graves (gangrène, tétanos).

Traitement. — Les grands traumatismes des accidentés du travail font pressentir chaque jour jusqu'à quelle limite extrême on peut, sur les blessés frappés par les gros éclats d'obus, pousser la conservation.

On a proposé pour leur traitement la méthode dite d'embaumement de Reclus. Voici en quoi elle consiste :

Le blessé étant relevé de son état de prostration par des injections de sérum artificiel, de caféine, d'éther, on désinfecte la plaie et ses diverticules sous un courant d'eau à 60° qui est à la fois antiseptique et hémostatique. On la débarrasse de ses caillots, de ses esquilles libres, de ses chairs à vitalité perdue. On en essuie la surface avec un tampon imbibé de solution de permanganate de potasse, puis on applique sur sa surface une pommade contenant du sublimé, du salol, de l'antipyrine, de l'acide phénique, de l'iodoforme et de la vaseline comme excipient.

On recouvre la pommade d'une couche épaisse d'ouate hydrophile et d'une bande de tarlatane.

Au traitement local, Reclus ajoutait des injections de sérum artificiel avec une cuillerée à soupe de cognac, des piqûres de caféine, etc. Le pansement était rare; il était levé vers la 3ᵉ semaine.

Le lavage avec eau chaude a été conservé, mais on a remplacé en général l'embaumement antiseptique par un pansement rare après lavage antiseptique à l'eau oxygénée.

Nous ne pensons pas que ce pansement rare, après un ou deux lavages antiseptiques, soit préférable à l'emploi de topiques à action plus persistante.

Si le pansement de Reclus était compliqué, il n'y a qu'à le simplifier, mais l'idée générale 1° du pansement rare; 2° de l'emploi de topiques à action persistante, doit être maintenue. Elle n'est point nouvelle; elle fait partie de nos bonnes traditions.

En 1870-71, nous voyions employer pour les plaies des pansements rares au charbon pulvérisé mêlé à la poudre de quinquina, au camphre et, plus près de nous, Lucas-Championnière a conseillé, dans ces cas, l'emploi de poudres antiseptiques à action durable. Ce sont là traitements recommandables.

CHAPITRE XI

DE L'AMPUTATION

Ses indications. — *L'amputation immédiate* n'est pour ainsi dire *jamais indiquée dans les traumatismes par balles.*

Elle *n'est admissible que dans les cas de gangrène confirmée.*

Dans les fractures les plus comminutives, ni les dégâts très étendus des parties molles, ni l'état comminutif extrême des diaphyses, ni les lésions supposées ou affirmées des gros vaisseaux, ni l'atteinte des gros nerfs ne sauraient être considérés comme des indications d'amputation.

Des désordres énormes de parties molles sont réparables; les os sont passibles de réunion facile, même quand ils sont très comminutivement fracturés ; les lésions des gros vaisseaux ne sont pas toujours suivies de gangrène et la nature exacte des blessures des gros nerfs par les balles ne peut être précisée.

L'amputation immédiate et atypique ne peut être réclamée que par le *broiement complet* ou *l'ablation presque totale d'un membre par un gros projectile ou un gros éclat.*

Consécutivement l'amputation peut être nécessitée par :

1° Une *gangrène traumatique confirmée*;

2° Par l'*extension* rapide d'une *gangrène gazeuse*, presque généralisée à un membre ;

3° Conditionnellement, par un *anévrisme diffus* énorme, menaçant de se rompre si le chirurgien ne se sent pas apte à pratiquer une ligature directe;

4° Par des *complications suppuratives des plus graves*, en particulier par l'*ostéomyélite*.

L'amputation ne doit pas être pratiquée pendant la période de shock, en raison de son extrême gravité.

Elle doit être faite dès que l'indication s'est affirmée formellement. On doit porter les sections aussi bas que possible.

La désarticulation est préférable à l'amputation lorsque l'ablation du membre est imposée par des lésions médullaires.

La méthode circulaire en cas de gangrène; dans les autres cas la méthode circulaire et la méthode à lambeaux carrés sont à préférer.

Quand on a à craindre l'infection du moignon, on doit laisser la plaie ouverte.

CHAPITRE XII

BLESSURES DU CRANE
ET DE L'ENCÉPHALE

Les blessures du crâne et de l'encéphale sont très fréquentes. On fixe communément leur proportion à 12 ou 15 pour 100 du chiffre total des blessures. Plus de la moitié des blessés succombe sur le champ de bataille. Avec les tirs derrière les tranchées-abris, ces lésions augmentent de nombre sans qu'on en observe beaucoup plus dans les ambulances. Ceux qui les présentent succombent rapidement.

Blessures des parties molles. — Les *parties molles* qui recouvrent le crâne sont contuses par les balles, sillonnées, perforées en séton, sur les parties latérales ; les éclats d'obus les sectionnent, les perforent ou les déchirent souvent dans une grande étendue, parfois les scalpent. Les armes blanches les entament sur maints points. Des pansements aseptiques ou antiseptiques légèrement compressifs suffisent d'ordinaire à assurer leur guérison. Leur évolution est simple.

Blessures du crâne et du cerveau. — Lorsque le crâne est frappé par une balle, on observe des *contusions*, des *fêlures* et *fissures*, des *dépressions*, des *éraflures*, des *gouttières*, des *perforations uniques*, des *perforations doubles* ou *de part en part*.

Contusions, fêlures, fractures de la table interne, etc. — Les *contusions* résultent d'un choc tangentiel ou d'un choc direct (faible vitesse). On les reconnaît parfois à la dénudation de l'os ; d'autres fois on ne peut que les soupçonner.

Les *fêlures* et les *fissures* intéressent les deux tables ou une seule table. Celles de la table externe sont exceptionnelles (Delorme). Les fissures de la table interne sont linéaires, courbes, rondes, ovalaires, en étoile, en X, en T et s'accompagnent d'un décollement léger de la dure-mère.

En général, dans les fissures des deux tables, les fragments de la table interne sont déprimés. Le diagnostic s'établit par la constatation *de visu* des fissures de la table externe. Quand on constate ces dernières, on peut dire que la table interne présente la même lésion et qu'elle est plus accusée sur elle.

Les *dépressions* sont exceptionnelles avec les balles.

GOUTTIÈRES ET SILLONS. — Les *gouttières* ou *sillons* sont fréquents. Ce sont, au degré le moins accusé, des abrasions canaliculaires superficielles, à bords très réguliers de la table externe ou de la table externe et du diploé. Ces sillons sont surtout étendus sur les surfaces relativement planes du crâne. Alors même que la lésion paraît des plus simples sur la table externe, elle est le plus souvent compliquée de fragments esquilleux de la table interne libres et déprimés sur la dure-mère ou dans le cerveau.

Il n'est pas impossible que la table interne reste absolument intacte, comme nous venons de le voir dans deux cas dans lesquels elle apparaissait avec la plus grande netteté, uniformément lisse, au fond du sillon.

Quand la gouttière comprend *toute l'épaisseur de la paroi osseuse*, les petits fragments esquilleux qui en proviennent sont d'ordinaire propulsés plutôt vers l'orifice de sortie que vers les méninges et le cerveau.

PERFORATIONS UNIQUES. — Les *perforations uniques* ou d'une seule paroi sont relativement rares et s'observent surtout dans les cas de coups de feu tirés de plein fouet à longue distance ou d'atteinte par des balles ricochées. L'orifice d'entrée est un trou à l'emporte-pièce, rond ou ovalaire, d'un diamètre un peu inférieur au projectile avec perte de substance un peu plus grande du côté de la table interne. C'est la surface taillée en biseau de la table interne qui a fourni les quelques esquilles libres ou adhérentes encore. Elles n'ont guère quitté le pourtour de la brèche osseuse.

Dans le trajet intra-cérébral, la contusion de la substance nerveuse est moins prononcée que dans les perforations de part en part. Le tunnel cérébral ne contient guère d'esquilles; celles qu'il recèle sont petites. Petits ou nuls sont les débris organiques ou vestimentaires entraînés. Quant à la balle, elle s'est arrêtée en différents points de la substance cérébrale.

Dans quelques cas, la balle s'est fixée contre la paroi intérieure du crâne en un point symétrique de l'entrée, en contusionnant l'os, en le fissurant sur sa table externe ou sur ses deux tables, voire en délimitant un foyer d'esquilles larges qui préparaient sa sortie.

PERFORATIONS DOUBLES. — Les *perforations doubles* ou *de part en part* sont *les plus communes des lésions crâniennes produites par les balles actuelles*, mais elles sont rarement observées à l'arrière. Elles présentent des *ouvertures d'entrée* circulaires ou ovalaires analogues à celles des perforations d'une paroi, c'est-à-dire taillées en biseau aux dépens de la table interne. Quant à *l'orifice de sortie* il est, sur la première table traversée, c'est-à-dire sur la table interne, arrondi, régulier, taillé à l'emporte-pièce et sur la table externe, la dernière perforée, élargi, en biseau, esquilleux avec esquilles adhérentes ou libres. Le trajet intra-cérébral est contus à faible distance ou à une distance de plusieurs centimètres du trajet, suivant la vitesse du projectile; il contient des esquilles libres semées dans la substance cérébrale si la distance de tir était longue et la vitesse de la balle faible, des esquilles libres projetées dans le cas contraire. A l'entrée, la dure-mère est déchirée et décollée; à la sortie, elle est perforée, non décollée.

Si la vitesse de la balle est EXCESSIVE, *toute la substance cérébrale peut être dilacérée* et les *fissures* irradiées, qui étaient très limitées dans des tirs éloignés, sont ici *multipliées* et très étendues. L'orifice de sortie est large et laisse écouler une masse cérébrale diffluente. C'est le *coup de feu explosif*.

La survie n'est possible, avec les perforations doubles, que dans les tirs à longue distance, avec des balles à vitesses affaiblies.

PERFORATIONS TANGENTIELLES. — C'est une variété de traumatisme crânien dont les guerres récentes ont démontré la fréquence relative. Ce sont des perforations à orifices rapprochés, obliques, précédées d'un sillon et réunies l'une à l'autre par des fissurations multipliées limitant des esquilles courtes, en général adhérentes. La balle dans son trajet a abandonné quelques esquilles libres, des fragments de cheveux et parfois de coiffure. La dilacération cérébrale est plus superficielle, moins sévère que dans les autres perforations. Aussi ces blessés sont-ils susceptibles de guérir. Ce sont eux qui, avec ceux atteints de gouttières, offrent les cas les plus favorables et aussi ceux qui réclament surtout l'action chirurgicale.

Les fissures qui compliquent les perforations tangentielles sont plus ou moins étendues et nombreuses ; elles sont circulaires, linéaires ou radiées et réunissent souvent les deux orifices.

LÉSIONS DES GROS PROJECTILES. — Les *balles de schrapnels* produisent des lésions analogues à celles que déterminent les balles de fusil. Les contacts et les perforations uniques sont, avec elles, plus fréquents que les perforations doubles. Très rares sont les gouttières. Les orifices des perforations sont un peu plus étendus que ceux des balles de fusil.

Les *gros éclats* produisent des contusions. des fissurations, des *dépressions*, surtout des dilacérations.

Si les caractères généraux des orifices crâniens sont pour ainsi dire toujours les mêmes, il y a lieu, au point de vue de la symptomatologie, comme au point de vue du pronostic, de séparer les perforations de part en part d'après leur *siège*. Nous en avons tracé plusieurs groupes qu'il y a lieu de conserver et de mieux étudier encore : les perforations *antéro-postérieures* ou *postéro-antérieures*, fronto-occipitales, fronto-temporales, fronto-pariétales, pariéto-occipitales ; les *bilatérales*, bitemporales, bipariétales, bioccipitales ; les *perforations* suivant en plan vertical ou blique *de la voûte à la base* ou *vice versa*.

Diagnostic. — Le diagnostic des blessures cranio-encéphaliques ouvertes produites par les projectiles est d'ordinaire facile. L'*écoulement du liquide céphalo-rachidien, la perte de* *substance crânienne* sensible au doigt, parfois visible, l'*issue de matière cérébrale par l'orifice de sortie ou par celui d'entrée*, la *direction suivie par le projectile*, les *troubles cérébraux de déficit* ou d'*excitation méningo-encéphalique* sont les signes généraux des perforations de part en part, des perforations uniques, des gouttières intéressant toute l'épaisseur de la paroi crânienne et accompagnés de déchirure de la dure-mère.

Les sillons peu profonds se reconnaissent à une *dépression crânienne* étendue, à bords tranchants.

La *douleur* réveillée par la pression du doigt le long des fissures au début, un *soulèvement péri-crânien* accusent la présence et la direction des fissures.

Les contusions, les fêlures et fissures avec ou sans dépression de la table interne sont de diagnostic délicat, incertain. Les dernières sont soupçonnées lorsque le doigt réveille une douleur à distance de la blessure et l'irritation méningée fera penser à une dépression de la table interne (*douleurs* et *contractures du côté correspondant à la lésion*). En principe, dans ces traumatismes l'*exploration directe doit être proscrite*. — En cas de doute on se comportera comme si la lésion soupçonnée existait. Dans des conditions d'asepsie absolue, on pourra se permettre d'explorer la blessure, en s'aidant d'une incision ou d'un débridement des téguments.

Par contre dans les autres variétés de lésions, en particulier dans les sillons, les gouttières, les perforations d'une paroi, les perforations tangentielles, les perforations doubles, où l'exploration sert à affirmer un diagnostic auquel peut être lié une intervention, l'*exploration aseptique est licite* et souvent nécessaire.

Beaucoup de traumatisés cranio-cérébraux qui franchissent la zone des formations sanitaires de première ligne étonnent par l'absence ou l'atténuation des symptômes qu'ils présentent. Sous une petite plaie à bords déjà adhérents ou peu suppurante qu'on pourrait prendre pour une plaie simple des parties molles, le crâne est gougé ou perforé et sous la plaie on trouve de la bouillie cérébrale. Cette plaie est-elle légèrement soulevée, c'est par une petite hernie. Ces hommes ont marché souvent à grande distance; rien dans leur habitus ne pourrait les faire croire atteints d'une lésion grave ; ils causent, mangent, se placent d'eux-mêmes et allègrement sur la table de pansement. Cependant, si l'on est averti, chez certains on découvre un certain degré d'indifférence ; chez d'autres un peu d'hébétude. L'absence de signes, la facilité avec laquelle on confond leurs traumatismes cranio-cérébraux avec des plaies simples rend, en grande partie, compte du transport qu'on leur a imposé à grande distance. Nous en avons vu déjà beaucoup de ces malheureux. Le pronostic, si bénin au début, nous a trompé comme l'avait fait leur diagnostic.

La lésion des zones cérébrales neutres (région frontale) peut ne se révéler par aucun symptôme. En général cependant, dans les *perforations frontales* transversales, on observe de la cécité, l'anosmie, le strabisme.

Dans les *perforations pariétales* et *temporales* on constate des troubles de la motilité des membres et de la face, l'aphasie, la cécité, les troubles visuels. Mais ces signes peuvent manquer ou être très peu accusés.

Les *perforations occipitales* peuvent donner lieu à des troubles de la vue, de l'équilibre, à des vertiges, au priapisme.

Les perforations *antéro-postérieures* ont souvent des signes très imprécis. Les *perforations verticales* sont le plus souvent et rapidement mortelles.

Si dans un grand nombre de blessures, on observe des signes de *commotion cérébrale*, les troubles de l'ouïe, de la vue, de la sensibilité et de la motilité qu'on observe sont passagers. La commotion moyenne ou grave est surtout liée au choc produit sur le crâne par des éclats d'obus.

Les signes de *compression* : troubles de sensibilité, de la motilité, des organes des sens, la perte de la sensibilité de la cornée, la mydriase, la respiration stertoreuse, le coma, ne s'observent que dans des fractures déprimées par éclats de gros projectiles. Dans nos lésions crâniennes, le plus souvent ouvertes, ils ne sont pour ainsi dire point liés à l'hémorragie, contrairement à ce qui a lieu dans la pratique commune.

Les signes de la *contusion* sont des signes de déficit. Ils peuvent être très accusés ou presque nuls.

Cette campagne ouvre aux neurologistes comme aux physiologistes et aux chirurgiens français un vaste champ d'étude qu'il y a lieu de ne pas laisser perdre et auquel, à notre sens, ils ne s'arrêtent pas assez. Certaines balles font dans le cerveau des trajets d'une netteté aussi grande et qui sont aussi simples que ceux qu'on produit dans les expériences sur les animaux. On oublie trop que si celles-ci ont été entreprises, c'était pour étudier une symptomatologie et des troubles que nos blessés traduisent et parfois expriment avec une toute autre netteté.

Évolution. — Avec les petites perforations actuelles produites par les balles de fusil, l'évolution aseptique est bien moins rarement constatée qu'autrefois.

Le Professeur Ferraton considère comme liés à une infection atténuée des accidents psychiques précoces (excitation maniaque pouvant être confondue avec le délire alcoolique) et d'autres troubles cérébraux dont il sera question plus loin (épilepsie, démence, etc.).

C'est l'infection (cheveux, fragments de coiffure, balle souillée, pansements irréguliers, etc.) allant depuis la suppuration légère, depuis la méningo-encéphalite circonscrite jusqu'à la méningo-encéphalite généralisée qui fait le danger de ces plaies et provoque une léthalité oscillant entre 15 pour 100 et 57 pour 100.

Pronostic. — D'une façon générale, le pronostic des lésions encéphaliques est des plus graves. Le plus grand nombre des blessés succombe sur le champ de bataille (40 à 55 pour 100), 26 à 28 pour 100 succombent dans les ambulances ou les hôpitaux.

Le pronostic des perforations cranio-cérébrales de *part en part* est le plus sévère. Ce ne sont que celles qui sont produites par des balles animées de faibles vitesses (petits orifices) qui sont observées. Les blessés qui résistent aux premiers accidents surprennent par l'étendue du trajet et la bénignité des suites, mais ils ne peuvent faire oublier le nombre considérable de ceux qui ont succombé peu après leur traumatisme.

Les guérisons des perforations *uniques* par balles sont moins exceptionnelles.

De toutes les lésions ouvertes, ce sont les *gouttières qui sont les moins graves* quand elles sont convenablement traitées.

Les blessures non pénétrantes guérissent le plus souvent.

Dans les lésions produites par les balles, le pronostic, en général, est lié à la vitesse du projectile et à l'importance des parties touchées. Les blessures frontales sont les moins graves. Les larges plaies par éclats d'obus provoquent, de règle, une mort immédiate. Les pénétrations par schrapnels sont des plus graves (diamètre plus grand du projectile, corps étrangers).

La mortalité serait de 1,7 pour 100 pour les blessures non infectées (!!) et de 41,8 pour 100 pour les infectées.

Des guéris, un quart succombe par la suite et la *moitié au moins de ceux qui restent conserve des infirmités définitives.*

Traitement. — Les lésions du crâne et de l'encéphale sont, de toutes celles des organes parenchymateux, celles qui, pour certains, se réclameraient le plus de l'action chirurgicale.

Pour leur traitement, il y a lieu de se tenir aussi bien à distance de l'abstention que de l'intervention systématiques. Nous en résumerons ainsi les indications :

1° Les *contusions*, les *fêlures et fissures ne réclament aucune intervention primitive.* Ce n'est que dans les fissures compliquées de dépression de la table interne avec irritation méningée ou cérébrale (*douleurs et contractures du côté correspondant à la lésion en cas d'irritation méningée ; douleurs et contractures du côté opposé au cas d'irritation cérébrale*) qu'on serait autorisé à pratiquer la *trépanation du crâne au point frappé* ;

2° Les *fractures déprimées* produites par les gros éclats d'obus et donnant lieu à des accidents de compression nécessitent le *relèvement des esquilles* et non leur ablation. Le trépan, ici, n'est qu'un moyen de faciliter la tâche du chirurgien. Si celui-ci a, sans lui, prise sur l'embarrure, il s'abstiendra de l'employer ;

3° Les *perforations uniques* doivent être *traitées par la conservation primitivement.* Si, en augmentant la perte de substance crânienne par la gouge ou le trépan, on a libre accès sur les esquilles libres de la table interne, il ne faut pas oublier que ces esquilles, non projetées, sont rarement irritantes, que d'un autre côté, le chirurgien interventionniste ne peut rien pour débarrasser le cerveau des esquilles du trajet et que son intervention serait blâmable s'il voulait primitivement et en règle générale rechercher la balle et l'extraire. Ouvrir largement ces plaies, généralement non infectées, c'est ménager une porte à l'infection et s'exposer à la hernie cérébrale;

4° Les *perforations de part en part* doivent être traitées par l'abstention opératoire. Dans ces lésions graves, l'agrandissement de la brèche crânienne au niveau de l'orifice d'entrée osseux ne faciliterait que l'ablation des esquilles sédentaires de la première table interne; il ne pourrait assurer ni l'ablation des corps étrangers vestimentaires, organiques, ni celle des esquilles projetées dans et aux limites du trajet. Pour l'ablation des esquilles superficielles situées près de l'orifice de sortie de la deuxième table, le trépan serait inutile, ces esquilles étant soit adhérentes, c'est-à-dire à conserver, soit libres, c'est-à-dire d'extraction facile sans trépanation;

5° Restent les *gouttières*, les *sillons crâniens*. C'est le triomphe de la chirurgie interventionniste. L'intervention est là nécessaire et elle donne des résultats avantageux quand la perte irréparable faite au crâne n'est point excessive et qu'elle est limitée au strict nécessaire.

Là, comme nous l'avons vu, des esquilles plus ou moins nombreuses fournies par la table interne ont été libérées; elles ont été souvent déprimées, enfoncées dans la substance cérébrale; le foyer encéphalique est superficiel, de nettoyage facile. Il y a donc lieu d'intervenir, mais il ne faut pas oublier que la brèche est longue et qu'on s'expose à des pertes de substances crâniennes très étendues, regrettables quand on l'agrandit trop libéralement. Ce n'est pas faire acte de véritable chirurgien que d'aggraver volontairement et inutilement des désordres déjà considérables.

Ces préceptes sont différents de ceux de la chirurgie journalière, telle que la conçoivent maints chirurgiens qui conseillent et interviennent non seulement dans les cas de *lésion osseuse avérée*, mais même dans les lésions osseuses *soupçonnées*, trépanant encore dans les fêlures sans dépression.

Quelle que soit la conduite qu'on ait tenue dans les traumatismes cranio-encéphaliques *un peu importants*, les blessés qui en sont atteints ne *doivent pas être transportés à grande distance*. Le transport est pour eux dangereux, le plus souvent funeste. Sur 17 trépanés observés par Deljalitzky pendant la guerre de Mandchourie, 15 moururent pendant le transfert, les 4 autres arrivèrent à Karbine dans le coma.

Complications. — Les complications principales *primitives* des blessures cranio-encéphaliques produites par les projectiles sont : la *méningo-encéphalite*, la *hernie du cerveau*, les *corps étrangers*.

Méningo-encéphalite, abcès du cerveau. — La méningo-encéphalite, complication la plus redoutable des traumatismes de l'encéphale, est moins fréquente aujourd'hui qu'autrefois. Elle apparaît du *troisième* au *sixième jour*, le plus souvent, sous les formes *généralisée* ou *circonscrite*.

L'*élévation de la température*, des *douleurs de tête vives*, les *phénomènes d'excitation cérébrale* sont les signes du début. Le blessé est irritable, crie, grince des dents, se débat, *arrache son pansement ;* on constate quelques contractions des muscles du visage, le resserrement, l'inégalité des pupilles, des nausées, des vomissements ; la sécrétion de la plaie se tarit, et quand la plaie est un peu large, une *hernie cérébrale* apparaît.

A la période *d'état*, il y a du délire, il y a des secousses, des convulsions locales ou généralisées ; les contractures se généralisent plus ou moins ; le blessé est grimaçant, le pouls est dur et ralenti.

De vingt-quatre heures à quelques jours après cette *période d'excitation* survient la *période de paralysie* caractérisée par de la somnolence, du coma, de la paralysie des sens, de la résolution musculaire. Le blessé s'éteint dans le collapsus, habituellement du 4e au 8e jour après le début.

Les symptômes irritatifs peuvent alterner avec les dépressifs ; d'autres fois les phénomènes irritatifs ou dépressifs dominent.

L'*infection encéphalique localisée*, superficielle ou profonde, comme les *abcès intra-cérébraux*, sont d'apparition rapide ou tardive. Ils peuvent se montrer plusieurs mois après le traumatisme. Les douleurs vives, l'irritabilité du blessé, les contractures, les troubles d'ordre dépressif, indices d'une compression cérébrale en sont les signes généraux auxquels s'ajoutent parfois des signes de localisation. Si la dure-mère est à nu, elle n'est plus animée d'ondulations.

Les abcès cérébraux sont *fréquents* à la suite des coups de feu. Ils sont précoces (2 à 15 jours) ou tardifs (quelques semaines à quelques mois (H. Billet).

Au point de vue curatif, nous sommes encore à peu près désarmés contre la méningo-encéphalite généralisée (Billet). *L'ouverture large du crâne avec toilette des enveloppes cérébrales* (Horsley), la *trépanation avec drainage méningé* (Mignon, Poirier) sont aléatoires dans leurs résultats. La *ponction lombaire* (Chastenet de Giry, Meslier, Auvray), plus simple comme technique, est peut-être plus recommandable et devrait être employée systématiquement (Billet). Elle *serait répétée tous les jours et même au besoin deux fois par jour* (Billet) en même temps qu'on débriderait largement la ou les plaies, qu'on les désinfecterait soigneusement, qu'on ponctionnerait la masse cérébrale pour chercher l'abcès (signes tardifs).

Le *traitement doit être surtout préventif*. C'est surtout sur des blessés atteints de blessures tangentielles ou de lésions produites par les balles de schrapnel qu'on observe la méningoencéphalite et ce sont précisément ces cas qui sont justiciables de l'intervention primitive (Billet). On interviendra, par la ponction, dès les premiers accidents. Les signes qui incitent à l'intervention sont la fièvre, la fréquence du pouls, la présence de microbes dans le liquide obtenu par la ponction lombaire (méningite); dans l'abcès, le liquide n'est plus trouble, mais clair (Auvray).

Dans l'*abcès cérébral*, il faut intervenir quand on a quelques signes pour le faire (hernie).

HERNIE DU CERVEAU. — C'est une complication très fréquente. Elle se présente sous deux formes : *primitivement*, de 24 à 36 heures après le traumatisme, comme un prolapsus cérébral diffluent, ou d'aspect presque normal, dans lequel on retrouve des esquilles ou, *consécutivement*, comme une masse du volume d'une noix, d'un œuf de poule, d'une orange, d'un rouge noirâtre, turgescente, charnue, en partie réductible, mais dont la réduction peut entraîner des accidents comateux ou convulsifs.

La hernie est le plus souvent l'indice de l'évolution d'une méningo-encéphalite ou d'un abcès cérébral.

Elle est *très fréquemment la conséquence regrettable des grands délabrements crâniens faits par le chirurgien.* Aussi est-ce un motif de s'élever contre la trépanation systématique (H. Billet).

C'est une complication très grave. Dans les guerres récentes, la mortalité a oscillé de 54 à 58 pour 100 (Billet).

Prévenir l'infection, éviter les grands délabrements sont les bases de la thérapeutique préventive.

La *ligature*, l'*excision*, la *compression forte* sont condamnées. Il faut se contenter d'exercer une compression légère, faire des pansements rares, ponctionner si l'on croit à l'existence d'un abcès, traiter la méningite. Ultérieurement on épidermiserait la surface d'une hernie bourgeonnante et irréductible.

Corps étrangers. — Les corps étrangers qui compliquent les trajets intra-cérébraux sont : les projectiles (balles de fusil entières ou fragmentées, déformées, déviées, balles de schrapnel et surtout des éclats d'obus); dans la moitié des cas ce sont des fragments de coiffure, de cheveux, des esquilles projetées.

La présence d'une seule pénétration est presque pathognomonique de la présence d'un projectile, mais c'est la radiographie qui, seule, peut affirmer et le diagnostic général et celui de la localisation.

Primitivement l'abstention systématique de la recherche du projectile dans les blessures par des balles de fusil doit être la règle.

L'abstention de la recherche systématique des esquilles intracérébrales *doit être aussi, en principe, la règle.* Il est impossible d'en déceler le siège; leur extraction exposerait à des dégâts excessifs et ne pourrait être totale.

L'ablation des fragments de coiffure, dont la présence est décelée par la vue de ses pertes de substance est impossible.

Les balles actuelles sont souvent tolérées.

On ne les extrairait ULTÉRIEUREMENT *que si elles étaient intolérées.*

Nous ne serions pas éloigné de conseiller l'extraction *précoce* des balles de schrapnel ou d'éclats d'obus qui entraînent et emprisonnent si souvent avec eux des corps étrangers infectants, à condition que ces balles et ces éclats aient été fidèlement repérés par la radiographie.

L'ablation effectuée avec des pinces expose à l'extension des dégâts. Nous conseillerons d'utiliser pour extraire les corps étrangers métalliques une curette portée sur une tige, curette analogue à l'extracteur urétral, et susceptible de se couder au moment du chargement.

ACCIDENTS CONSÉCUTIFS AUX TRAUMATISMES DU CRANE ET DE L'ENCÉPHALE. — Passons sur les cicatrices adhérentes, les pertes de substances du crâne quelque peu étendues si difficilement réparables à cicatrices soulevées, protégeant mal le cerveau contre les bruits qu'il perçoit douloureusement, et qu'on est obligé de protéger avec des plaques de caoutchouc.

Les troubles cérébraux consécutifs aux traumatismes du crâne et de l'encéphale constituent l'une des pages les plus tristes de l'histoire de ces blessures. Ces troubles sont extrêmement fréquents. C'est ainsi que sur le nombre considérable des blessés de la guerre de Sécession, *deux seulement n'offraient aucun trouble cérébral.* LA TRÈS GRANDE MAJORITÉ *des hommes violemment frappés à la tête par des engins de guerre sont des* CÉRÉBRAUX, toujours en *puissance d'une affection cérébrale de haute gravité* (Lasègue) et ayant, par le fait, des titres à la bienveillance des Commissions.

Une autre particularité de l'histoire de ces accidents, c'est que *ces troubles se montrent très souvent à une époque éloignée du traumatisme.*

Ces données doivent toujours être présentes à l'esprit du chirurgien d'armée.

Ces troubles sont de divers ordres : a) *psychiques,* b) *sensitifs* ou c) *sensoriels,* d) *moteurs.*

Billet en a, d'après Holbeck, établi la proportion. Il y aura lieu de compléter sur de plus larges bases les proportionnalités observées jusqu'ici.

a) Les *troubles psychiques* les plus habituels portent sur les modifications du caractère, les diverses formes de mémoire qui sont diminuées ou abolies (*amnésie simple, amnésie rétrograde*, c'est-à-dire perte du souvenir des faits antérieurs à la blessure); ils se manifestent par toutes les variétés de folie, surtout la *folie mélancolique* et la *dypsomanie,* la *manie aiguë*, la *paralysie générale*. On a voulu faire jouer un grand rôle à la prédisposition. Il est plus équitable et plus vrai d'en réduire l'importance (Delorme). D'ailleurs, alors même qu'il y aurait prédisposition chez certains blessés, la prédisposition ne doit atténuer en rien leurs droits à la retraite.

Les *douleurs* vives et persistantes, les *vertiges* spontanés ou au moindre mouvement d'inclinaison de la tête, sont habituels.

Les troubles dans le fonctionnement de l'ouïe, de l'œil, du goût, sont très fréquents.

Les contractures, surtout l'*épilepsie*, sont très souvent observées.

L'*épilepsie traumatique* paraît dépendre surtout de deux causes : l'inclusion d'un projectile ou d'esquilles osseuses dans le cerveau, l'irritation cérébrale par une cicatrice qui crée une zone épileptogène (Billet). Il semble donc que dans ces deux catégories de faits, la cure opératoire doive être tentée, malgré les réserves qu'il y a lieu de faire sur la valeur thérapeutique de ces interventions (excision de la cicatrice, ablation des corps étrangers).

Dans les cas d'épilepsie Jaksonienne, l'opération paraît plus nuisible qu'utile.

L'insuffisance des interventions paraît tenir à l'impossibilité d'enlever la totalité des lésions cicatricielles cérébrales et d'en prévenir le retour.

Les troubles *de déficit*, consécutifs, de la motilité se traduisent par des *paralysies* plus ou moins persistantes.

SITUATION LÉGALE DES BLESSÉS DU CRANE ET DU CERVEAU. — Rentrent dans la 4e classe des infirmités ouvrant des droits à une pension de retraite, les blessés qui présentent :

1° Une hémiplégie complète ou une paraplégie complète d'origine traumatique ;

2° Une altération grave des fonctions cérébrales (abolition de la mémoire, de la parole, imbécillité, démence, aliénation mentale, etc. (résultant d'une blessure de tête);

3° Une paralysie générale à l'état gâteux.

Doivent figurer dans la 5e classe les blessés qui sont atteints :

1° D'hémiplégie incomplète ou de paraplégie incomplète ;

2° De paralysie générale progressive à la période d'état ;

3° D'épilepsie, d'accès épileptiformes, spasmes fonctionnels... résultant d'un traumatisme ;

4° De paralysie d'un organe important (muscles de l'œil, etc.) ;

5° De cicatrice étendue et profonde du crâne avec perte de substance du péricrâne et des os dans toute leur épaisseur.

Dans la 6e classe sont rangés les blessés qui présentent :

1° Une fistule persistante provenant d'une périostite nécrosique ou carieuse.

CHAPITRE XIII

BLESSURES DE LA FACE

Elles sont aussi fréquentes que les blessures du crâne.

Bien que plusieurs des régions de la face soient souvent atteintes simultanément, on doit distinguer et étudier à part les *blessures du nez, de l'orbite et de l'œil, de l'oreille, du maxillaire supérieur, de la bouche, du maxillaire inférieur.*

Les coups de feu qui atteignent ces régions sont *antéro-postérieurs, transversaux, verticaux,* et tantôt directs, tantôt obliques.

Blessures du nez. — Atteint par un coup de sabre ou un gros éclat d'obus, il peut être détaché partiellement ou totalement avec une partie du maxillaire supérieur.

Les balles l'échancrent ou le perforent plus communément. Les dégâts sont limités en général. Dans des coups de feu postéro-antérieurs ou latéraux, à courte distance, le nez peut être dissocié, éclaté.

Ces blessures se guérissent simplement. L'eau oxygénée dédoublée est un des meilleurs antiseptiques de ces plaies qui suppurent ordinairement. Alors même qu'ils seraient très contus, *on conservera avec soin tous les fragments osseux et cutanés* qu'on maintiendra en place par des tampons nasaux. Dans les gros traumatismes, l'autoplasie et la prothèse fournissent d'admirables ressources.

Blessures de l'orbite et de l'œil. — Les lésions directes des os de l'orbite sont des échancrures, des perforations, avec esquilles *courtes,* papyracées. Les lésions indirectes ou prolongées sont des fissures irradiées de la base du crâne.

Des balles traversent souvent l'orbite sans atteindre l'œil ou le nerf optique. D'autres fois, celui-ci est, comme les autres nerfs qui l'environnent, contus, échancré, sectionné.

L'ecchymose rapide, le gonflement palpébral, parfois l'exophtalmie sont les signes immédiats des blessures de l'orbite.

L'évolution de ces blessures est simple, le plus souvent, et leurs pansements ne présentent rien de particulier. Infectées, elles peuvent donner lieu au phlegmon orbitaire et menacer les méninges.

Une incision externe donne issue au pus.

Très fréquentes, les *blessures de l'œil* consistent dans des *contusions* avec ou sans désinsertions iriennes, luxations cristalliniennes, décollements rétiniens, déchirures choroïdiennes, dans des *plaies* minimes ou larges; des *perforations*, des *abrasions*, des *éclatements*.

Au début, le diagnostic est évident ou fort obscur. Si l'on veut le localiser, on s'aperçoit que les troubles fonctionnels, la diminution ou la perte de la vision peuvent avoir des causes très diverses.

La radiographie fixera sur la présence et le siège des corps étrangers métalliques.

Ces blessures guérissent parfois simplement; dans d'autres cas, la cornée, l'iris, la choroïde s'enflamment; le vitré s'infecte facilement. La panophtalmie est commune.

L'ophtalmie sympathique est fréquente. C'est une des complications des plus graves des blessures de l'œil. Elle se déclare tantôt très vite, parfois dans le courant de l'année qui suit la blessure, notion que ne doit pas perdre de vue le médecin expert.

Des pansements antiseptiques à la pommade iodoformée sont employés au début; certaines lésions de la cornée, de l'iris, de la sclérotique peuvent se réclamer de la suture; l'énucléation immédiate est le traitement des lésions extrêmes, irrémédiables ou compliquées par la présence de corps étrangers. On n'oubliera pas qu'elle est préférable à la conservation, car elle est suivie moins souvent que cette dernière de troubles sympathiques.

Blessures de l'oreille. — Elles sont rarement observées à l'état isolé; le plus souvent elles s'accompagnent de lésions concomitantes du crâne et de la face et résultent de coups de feu antéro-postérieurs ou transversaux.

Dans les tirs d'artillerie et les explosions, les ruptures du tympan (écoulement de sang par l'oreille), les ébranlements et les hémorragies du labyrinthe ne sont pas rares.

Les balles et les éclats d'obus échancrent, perforent, détruisent partiellement le pavillon, gougent, pénètrent le conduit auditif osseux ou la mastoïde, s'engagent à travers le rocher jusque dans le crâne, gougent ou perforent le rocher.

Les blessures des gros vaisseaux qui affectent des rapports étroits avec l'oreille donnent lieu à des hémorragies redoutables (carotide interne, branches de la carotide externe, jugulaire interne, sinus transverse); mais, même en dehors de l'atteinte de ces gros vaisseaux, l'hémorragie externe ou buccale est fréquente. L'issue du liquide céphalo-rachidien, celle de la pulpe cérébrale attrite impliquent une complication cérébrale; les lésions du facial, du trijumeau se révéleront par leurs signes habituels. Celles du facial ne sont pas rares.

La diminution ou la perte de l'ouïe est presque constante dans les blessures profondes de l'oreille et les troubles psychiques consécutifs sont assez fréquents.

Ces plaies restent rarement aseptiques; le plus souvent, elles suppurent et peuvent donner des fusées purulentes s'étendant au cou.

Le traitement de début consiste dans des instillations à la glycérine phéniquée, iodoformée, à l'iode, dans l'introduction de mèches de gaze aseptique ou iodoformée et dans la désinfection bucco-pharyngée. L'extraction des esquilles doit se borner à celle des esquilles libres; l'ablation des esquilles adhérentes exposerait à des hémorragies redoutables.

Les corps étrangers sont enlevés ultérieurement par la voie rétro-auriculaire après évidement pétro-mastoïdien.

Blessures des maxillaires supérieurs. — Sur leurs bords, les maxillaires supérieurs sont échancrés; sur leurs corps, ils sont perforés (balles), ou comminutivement abrasés (éclats d'obus), parfois séparés d'ensemble et disloqués d'avec le reste du squelette facial, ou séparés l'un de l'autre sur la ligne médiane en même temps que perforés par des balles animées de grandes vitesses.

L'atteinte du bord alvéolaire se complique de traumatismes dentaires, de fractures, d'arrachements, de propulsion des dents.

Les esquilles sont d'ordinaire courtes.

Malgré la communication du foyer osseux avec les fosses nasales et la bouche, l'évolution de ces blessures est en général bénigne, même lorsqu'il s'agit de pertes de substance étendues avec larges plaies extérieures.

Le pronostic de ces lésions est, somme toute, peu grave, à condition que le chirurgien assure l'antisepsie buccale, car leurs dangers viennent de la chute incessante dans la cavité buccale des produits septiques provenant du foyer de la fracture.

Des gargarismes, ou plutôt des irrigations très fréquentes faites avec un bock pendant les premiers jours, sans oublier celles qui doivent précéder toute prise des aliments et des boissons, sont préférables aux mèches de gaze antiseptique. L'eau oxygénée est ici excellente. A son défaut, on emploiera les solutions de permanganate de potasse au 1/4000, les solutions boriquées, iodées, voire l'eau bouillie. Certains blessés peuvent faire eux-mêmes leurs irrigations de jour et même de nuit. L'alimentation sera liquide, au moins pendant les premiers jours. Elle est déversée en arrière des arcades dentaires par un tube de caoutchouc muni d'un petit entonnoir.

Une fronde mentonnière, la ligature des dents, la suture assureront la contention des fragments déplacés. On n'en sacrifiera aucun, alors même qu'ils seraient très mobiles. A l'arrière, dans les cas graves, on remplacera les premiers moyens employés par des appareils prothétiques provisoires intrabuccaux.

Les moindres portions de parties molles recouvrant les maxillaires supérieurs que les balles ou les éclats d'obus auraient dilacérées, doivent être conservées.

Les pertes de substances médianes ou latérales de la voûte palatine sont communément réparées par des appareils de prothèse.

Blessures du maxillaire inférieur. — Os compact, le maxillaire inférieur présente des lésions comparables à celles des corps diaphysaires. Les bords sont gougés, sillonnés avec les fissures obliques à direction cunéenne des gouttières; les perforations sont compliquées par les fissures radiées en X des perforations diaphysaires. Rarement le trait de fracture est simple et représenté par un ou deux traits verticaux ou obliques. Les dents sont fracturées, luxées, propulsées.

Les esquilles sont relativement peu étendues et maintenues en place par le périoste épais, par la muqueuse et les attaches musculaires, ou bien ces esquilles sont déplacées.

Le déplacement des gros fragments est le plus souvent nul; parfois ils basculent en dedans, exceptionnellement en dehors, presque toujours en avant et en bas par action des muscles génio-glosses et génio-hyoïdiens. Dans certains cas, il y a chevauchement.

Les éclats de gros projectiles déterminent des contusions, des fractures simples à la suite de contacts tangentiels, ou bien des abrasions partielles ou totales du corps du maxillaire; il en résulte, quand la lésion porte sur le corps de l'os, un vaste hiatus buccal ouvert en avant dans lequel s'engage la langue qui pend au-devant du cou. Avec des lésions moins graves et séparation des génio-glosses, celle-ci a plutôt de la tendance à tomber en arrière sur le larynx.

Bien différentes des lésions du maxillaire supérieur qui, dans la majorité des cas, sont bénignes, celles du maxillaire inférieur doivent être toujours regardées comme *graves*. L'infection locale est la règle, et la suppuration s'accumule et séjourne dans le plancher buccal et est incessamment déglutie. L'infection purulente, générale, est très fréquente. L'ostéite et la nécrose fragmentaire, de réparation longue et difficile, parfois l'ostéomyélite, sont des conséquences de l'infection localisée.

Le *traitement* doit réaliser trois indications : 1° assurer la *désinfection incessante de la bouche*, 2° *faciliter l'écoulement des liquides septiques au dehors* et 3° *obtenir l'immobilisation des fragments.*

1° Ce que nous avons dit de la désinfection de la bouche à propos du maxillaire supérieur s'applique à l'inférieur.

2° L'inclinaison de la tête en avant, au besoin une incision pratiquée sous le maxillaire et, par elle, le drainage permanent intra et extra-buccal, réalisent la deuxième indication.

3° Quant à l'immobilisation, elle est obtenue soit par la ligature des dents, soit par le maintien du maxillaire inférieur appliqué contre le supérieur par le moyen d'une fronde. L'interposition, entre les arcades dentaires, d'un fragment plat, mais épais, de bouchon de liège creusé en double gouttière, ou d'une plaque de gutta-percha qui laissent un espace libre entre les maxillaires, facilite la désinfection buccale tout en maintenant les fragments en contact. La suture directe a ses partisans. Elle serait surtout utilisable dans les fractures à types simples.

On doit respecter les esquilles non transportées, alors même qu'elles n'ont que de très minimes adhérences, et cela pour éviter les déviations consécutives vers l'axe buccal. Celles qui ont été projetées, comme les dents devenues libres, doivent être enlevées.

Les hémorragies, complication assez fréquente, sont arrêtées par la compression d'abord, la ligature ensuite. Quant aux corps étrangers, d'ordinaire mal supportés, ils seront enlevés de bonne heure.

Ultérieurement, les pertes de substance sont comblées par la prothèse et les déviations sont corrigées par des appareils doublant en bons endroits le maxillaire déformé (Preterre).

Blessures de la langue et du plancher buccal. — Les balles qui atteignent la langue y produisent des sillons, des sétons, des plaies en cul-de-sac ou des perforations totales. Elles entraînent communément des esquilles ou des dents détachées des maxillaires, surtout du maxillaire inférieur.

Ces blessures se compliquent parfois d'hémorragies abondantes, et si elles se terminent fréquemment sans accidents septiques, d'autres fois, bien que plus rarement qu'autrefois, avec les petites balles actuelles, elles donnent lieu à des phlegmons du plancher buccal, à la septicémie par déglutition des liquides intra-buccaux, enfin à la glossite.

Les traitements les plus usuels réclamés par les blessures de la langue sont : en cas d'hémorragie grave, l'obturation de la plaie buccale par un tamponnement ou la suture ; la détersion incessante de la bouche ; le débridement de la plaie et la recherche des corps étrangers linguaux en cas de glossite si gênante pour la déglutition et la respiration ; puis l'incision médiane ou latérale du plancher buccal, comprenant toute la sangle mylo-hyoïdienne, pour donner issue aux liquides du tissu cellulaire sublingual ; l'incision angulaire sterno-mastoïdienne pour ouvrir les collections péripharyngées.

Les blessures des lèvres et des joues ne prêtent matière à aucune considération spéciale. Les lambeaux même très contus des lèvres doivent être conservés avec soin.

Les lésions du canal de Sténon sont exceptionnelles.

CHAPITRE XIV

BLESSURES DU COU

Les lésions du cou figurent pour la proportion de 1 à 3 pour 100 dans la totalité des blessures traitées, mais le nombre doit s'accroître de 3 pour 100 si l'on tient compte des morts immédiates.

Les deux tiers de ces blessures seraient simples (Ferraton).

Exceptionnellement observées seraient celles du larynx et de l'œsophage.

Les blessures du cou sont souvent compliquées de lésions du rachis cervical.

Les trajets suivis par les balles sont *antéro-postérieurs, transversaux* ou *verticaux*, directs ou obliques.

Les premiers intéressent assez souvent des organes isolés, par contre ils comprennent souvent des atteintes du rachis; les trajets transversaux profonds déterminent des lésions plus complexes.

Les blessures des régions sus-hyoïdienne et sus-claviculaire supérieure sont plus bénignes que celles des régions parotido-carotidienne et sous-hyoïdienne. Ce sont les blessures de la région postérieure du cou qui sont les moins sérieuses.

Blessures de la nuque. — Signalons, sans nous y arrêter, les sections plus ou moins profondes de la nuque par les armes blanches. Les balles se creusent dans cette région des trajets courts ou étendus, avec ou sans hématomes; les éclats d'obus y laissent des sillons, larges, profonds, allant jusqu'à la colonne vertébrale.

Ces plaies sont bénignes et leur traitement ne comporte rien de particulier.

Blessures des régions antéro-latérales. — *Parties molles*. Ce sont celles des régions sus et sous-hyoïdiennes, qui logent les conduits laryngo-trachéal et pharyngo-œsophagien, celles des régions carotido-parotidiennes riches en gros vaisseaux et en nerfs.

Les lésions du sterno-mastoïdien et des autres muscles cervicaux consistent en échancrures, perforations et sections.

Les blessures artérielles des carotides, de l'artère sous-clavière sont des *contusions*, des *plaies latérales*, des *perforations*. Seuls des éclats de gros projectiles y déterminent des *sections*.

Les hémorragies des carotides sont presque toujours foudroyantes. On observe cependant quelquefois des hématomes artériels. Ces hématomes, qui prennent rapidement un grand développement, provoquent des accidents graves de compression du côté des vaisseaux, des nerfs, du conduit laryngo-trachéal et œsophagien, qui se traduisent par des troubles circulatoires de la tête et de l'encéphale, des troubles nerveux et respiratoires, de la dyspnée, de la suffocation. Ils fusent jusque dans l'aisselle et le médiastin. Le sang provenant de ces artères s'échappe parfois dans le conduit laryngo-trachéal, fournit des crachats sanglants, donne lieu à des hémoptysies graves ou foudroyantes, à l'asphyxie; s'il s'écoule dans le canal pharyngo-œsophagien, le sang est dégluti ou vomi.

Les lésions ouvertes des grosses veines (*plaies latérales* et *perforations*) donnent lieu, suivant le diamètre des plaies extérieures, à des hémorragies très abondantes ou à des hématomes veineux.

Des plaies de veines volumineuses comme la jugulaire interne, la veine sous-clavière, le tronc veineux brachio-céphalique, sont aussi graves que celles des vaisseaux artériels qu'elles accompagnent. Leur volume, l'absence de valvules et la vacuité des sinus crâniens qui en est la conséquence rendent les hémorragies de la jugulaire interne particulièrement redoutables.

Les lésions des *nerfs* du cou ne présentent rien de particulier comme caractères anatomo-pathologiques.

Une balle ne *fracture* pas le *larynx* ou la *trachée* dans le sens habituel du mot, elle les *contusionne*, les *échancre*, les *perfore* nettement.

Les échancrures et les perforations saignent modérément, mais elles sont béantes ; aussi en cas de lésions simultanées des gros vaisseaux voisins, le sang s'écoule-t-il aisément dans le conduit aérien.

Le *corps thyroïde* est *échancré* ou *perforé*. Un éclat volumineux de gros projectile peut l'abraser partiellement, comme il pourrait abraser le larynx ou la trachée.

Le *pharynx et l'œsophage* sont *contus* ou *perforés*. Sur l'œsophage il est souvent difficile de reconnaître de visu la lésion quand le conduit n'est pas dilaté artificiellement.

Diagnostic. — Avec les plaies étroites produites par les balles, le diagnostic des *plaies pharyngo-œsophagiennes* devient très difficile ; il restera le plus souvent en suspens. L'issue des matières alimentaires et de la salive, signe pathognomonique, manque en effet. La dysphagie, des douleurs ou de la gêne de la déglutition seront à peu près leurs seuls signes, avec le vomissement de sang qui est rare. En cas de doute on se conduira comme si la lésion pharyngo-œsophagienne existait, prêt à intervenir à la moindre menace d'infection péri-œsophagienne.

Les blessures du *conduit laryngo-trachéal* par les projectiles ne se reconnaissent guère à l'entrée ou à la sortie bruyante de l'air par la plaie cervicale, signe pathognomonique. Peut-être le diagnostic s'imposera-t-il plus facilement par l'apparition rapide d'un emphysème étendu et profond. La toux constante et quinteuse, la dyspnée asphyxique, l'expectoration sanglante, l'aphonie dans les plaies sous-glottiques, enfin les *rapports du trajet avec le conduit aérien* fourniront les éléments du diagnostic. Le symptôme le plus caractéristique des plaies pénétrantes du conduit laryngo-trachéal c'est la *dyspnée avec menace d'asphyxie.*

Dans les cas de lésion simultanée des conduits aéro-œsophagiens, les liquides ingérés passeront dans la trachée, pourront être rejetés par la toux ou à travers la plaie cervicale. Il ne faut guère compter sur ce symptôme et c'est plutôt à l'ensemble des signes précédents qu'on reconnaîtra ces blessures.

Établir l'origine des *grosses hémorragies* est d'ordinaire très difficile, en raison du nombre et des rapports très étroits que les gros vaisseaux jugulo-carotidiens affectent entre eux. La disparition du pouls périphérique, temporal ou radial, n'est pas toujours un indice d'une section carotido-sous-clavière (collatérales, compression par un hématome).

Le diagnostic des *lésions nerveuses* ne se fera presque toujours qu'à une date plus ou moins éloignée du traumatisme (Ferraton). Au début, leur symptomatologie est masquée par celle de lésions voisines dont la gravité attire toute l'attention.

Les blessures du *corps thyroïde* se diagnostiquent par les rapports des plaies extérieures, par l'hémorragie (celle-ci est en général modérément abondante) ou par l'apparition d'un hématome.

Pronostic. — L'évolution des blessures du cou par les projectiles est fréquemment aseptique quand les parties molles seules sont atteintes. La lésion des conduits laryngo-trachéal et pharyngo-œsophagien, la présence de corps étrangers, de vastes hématomes, provoquent ou favorisent, par contre, l'éclosion de phlegmons circonscrits ou diffus occupant les différents étages de la région, phlegmons parfois énormes, à type franchement inflammatoire, parfois ultra-septiques, ligneux, gangreneux avec emphysème gazeux.

L'emphysème limité ou étendu est une complication immédiate de ces blessures comme l'asphyxie par compression laryngo-trachéale due à un épanchement sanguin ou à un emphysème étendu; la broncho-pneumonie est une complication consécutive.

Le pronostic est bénin dans les plaies simples; il est très

sévère dans celles qui intéressent les gros vaisseaux ; il est grave dans celles du larynx, de la trachée, du conduit laryngo-trachéal. Les plaies étroites du conduit laryngo-trachéal sont peut-être plus graves que les plaies larges.

La mort immédiate ou très rapide est fréquente ; retardée, elle est due aux hémorragies ou aux complications précédentes, en particulier à la broncho-pneumonie.

Dans la guerre hispano-américaine, sur 119 blessés du cou, 24 succombèrent sur le champ de bataille et 22 consécutivement.

Traitement. — Le traitement immédiat et prolongé des blessures simples ne comporte aucune indication spéciale, cependant il est bon de remarquer avec le Pr Ferraton que le pansement doit prendre appui sur le front ou les aisselles pour ne pas être exposé à se déplacer. L'immobilisation de la tête est de rigueur.

Contre les hémorragies graves on emploiera la compression digitale sur la plaie remplacée par la compression mécanique localisée à la plaie, exercée soit à travers les téguments ou sur le vaisseau après débridement. En prenant solidement appui sur la tête et l'aisselle d'un même côté et en donnant au pansement une grande épaisseur, on peut exercer des compressions latérales énergiques qui, au premier abord, paraîtraient devoir être intolérables. Nous l'avons constaté maintes fois. Ferraton conseille de recouvrir le pansement d'une attelle de bois ou de zinc sur laquelle passe le spica du cou.

La ligature des deux bouts est le traitement idéal, mais il réclame, pour être appliqué, le sang-froid et toute l'habileté d'un chirurgien de carrière.

Les plaies des veines demandent le même traitement que celles des artères.

Les blessés du larynx et de la trachée doivent subir la trachéotomie. Celle-ci doit être employée d'emblée ; elle sera hâtive, préventive, c'est-à-dire qu'on l'utilisera dans les cas dans lesquels l'asphyxie ne menace pas, et quand l'emphysème commence à se montrer.

Quand on soupçonne une plaie pharyngo-œsophagienne, on doit supprimer l'alimentation buccale, avoir recours aux lavements aqueux ou alimentaires ou aux injections sous-cutanées de sérum, tromper enfin la soif par de fréquents rinçages de la bouche.

Les phlegmons seront ouverts suivant la ligne d'incision des ligatures, sur le bord antérieur du sterno-mastoïdien, rarement sur le bord postérieur ou dans le creux sus-claviculaire.

CHAPITRE XV

BLESSURES DE LA POITRINE

Dans les ambulances, les blessures de la poitrine figurent dans la proportion moyenne de 1 sur 10 à 13 blessés, mais un tiers déjà a succombé sur le champ de bataille et figure parmi les tués ; à l'arrière la proportion est de 6 à 8 pour 100 (Laurent). Le thorax est tantôt frappé isolément, tantôt en même temps que l'un des segments voisins du membre supérieur.

On divise les blessures de la poitrine : 1° en *plaies non pénétrantes* et 2° en *plaies pénétrantes*.

PLAIES NON PÉNÉTRANTES

Elles comprennent : les blessures des *parties molles* et les blessures *des os et des cartilages*.

Des blessures des parties molles, semblables à celles de toutes les régions, nous ne signalerons que les lésions artérielles de la région scapulo-pectorale, très vasculaire.

Les atteintes osseuses relèvent des types de lésions des os longs (clavicule, côtes), des os spongieux (sternum), des os plats (omoplate).

Clavicule. — Sur son corps, fréquemment atteint, on observe : des *contusions simples* ou avec *fissures étendues*, des *fractures par contact* transversales ou obliques, des *gouttières* et des *perforations* de type simple ou comminutif. Les dernières, les plus fréquentes, ont des esquilles en général courtes comme sur les os très compacts. Elles sont le plus souvent adhérentes.

Les extrémités de cet os présentent les lésions épiphysaires. Les rapports des gros vaisseaux et nerfs de la base du cou avec l'extrémité interne de la clavicule, ceux des vaisseaux et nerfs sous-claviers et axillaires avec la partie moyenne du corps de l'os rendent les blessures de cet os très redoutables. Les blessés qui présentent ces complications succombent le plus souvent sur le champ de bataille.

L'immobilisation est de rigueur. Elle s'obtient soit avec des écharpes, plus sûrement avec des bandages dérivés de ceux de Velpeau et de Desault. Pas d'exploration.

On cite quelques exemples de fractures simultanées des *deux* clavicules ou des clavicules et du sternum.

Omoplate. — Ses atteintes sont fréquentes. Ses lésions rentrent dans le cadre de celles des os plats sans diploé (corps) ou avec diploé (épines, bords). Ce sont des *perforations* le plus souvent nettes sur le corps de l'os, des *échancrures* sur ses bords.

Il est important de s'arrêter à la *direction du coup de feu.* Dans les *antéro-postérieurs*, les esquilles libres sont superficielles, accessibles, extrathoraciques. Dans les *postéro-antérieures*, les esquilles libres sont profondes, situées sous le corps de l'os et d'accès difficile; *dans les coups de feu transversaux*, les plus habituels, la lésion est moins régulière et plus complexe. La balle, alors même qu'elle n'a fait que frôler l'os, a produit une fracture à fragments nombreux, maintenus en place ou déprimés, avec fissures irradiées, ou une *perforation en écharpe* (Delorme). Ce sont les fractures les plus graves.

Les lésions de l'acromion et de l'épine offrent de l'analogie avec celles du crâne : ce sont des échancrures, des gouttières étendues, des perforations nettes sans ou avec fissures et esquilles libres près de l'orifice de sortie osseuse. Quant à l'apophyse coracoïde, elle peut être échancrée, perforée, séparée.

Les lésions de l'omoplate peuvent donner lieu à des gonflements considérables hémorragiques, œdémateux, inflammatoires de la région.

Traitement. — Pas d'exploration, ni d'intervention immédiate pour l'ablation des esquilles libres. Immobilisation du membre par une écharpe ou des bandes.

Complications. — Les hémorragies souvent graves de l'une des trois scapulaires imposent la compression et mieux la ligature. Les épanchements sanguins auxquels donnent lieu la blessure des vaisseaux qui entourent l'omoplate sont parfois très abondants. Ils peuvent descendre jusqu'au sacrum.

Les *suppurations*, dans les plaies infectées, sont *redoutables* en raison de leur profondeur, de leur diffusion sous l'omoplate et de l'infection thoracique possible. Elles contribuaient autrefois à entraîner la mort dans 12,3 pour 100 des cas. On leur donnera rapidement issue par des incisions péri-scapulaires larges.

Signalons la présence des corps étrangers sous-scapulaires dont l'ablation réclame les mêmes incisions. On les reconnaît à la radiographie, parfois à un frottement sous-scapulaire.

Sternum. — Lésions rarement observées : perforations avec incisure linéaire du périoste, parfois érosions, sillons.

Côtes et cartilages. — A l'encontre des autres os de la paroi thoracique, les côtes sont très rarement intéressées isolément, si ce n'est dans les coups de feu tangentiels (contusion, gouttière), alors que dans les coups de feu pénétrants on constate des *échancrures*, avec ou sans fracture transversale ou oblique, des *perforations* avec fissures radiées et esquilles libres ou projetées correspondant à la dernière paroi traversée.

PLAIES PÉNÉTRANTES

Elles sont fréquentes; on les observe sur un *dixième* des hospitalisés.

Les plus habituelles sont celles à trajets *antéro-postérieurs*. Le chirurgien, faisant appel à ses notions anatomiques, supputera, par la position des plaies, quelles sont les parties atteintes. A la *partie inférieure du thorax à partir de la 5e côte, la plaie est thoraco-abdominale*.

Les *trajets transversaux* s'accompagnent souvent de lésions des bras. On spécifiera ces trajets, comme les *postéro-antérieurs*, les *verticaux* (cervico-thoraciques).

Les *plaies de contour* n'existent plus. Le trajet suivi par les balles non déviées est rectiligne. Une balle déviée ou pivotante, une balle ronde de schrapnel peut faire un trajet sinueux, irrégulier, mais pas la plaie de contour autrefois classique.

Les plaies pénétrantes simples ou pleurales sont exceptionnelles. La plupart sont pénétrantes avec lésion du poumon ou du cœur.

BLESSURES DU POUMON

Plaies pénétrantes avec lésion du poumon. — Élastique et peu dense, le poumon atteint par les balles tirées de plein fouet présente, en général, des lésions assez simples; ce sont : des *ragades*, des *sillons*, des *plaies en cul-de-sac* ou des *perforations totales*. L'orifice d'entrée est arrondi, ovalaire ou en fente, étroit; celui de sortie est moins régulier; le canal est non dilacéré, à parois accolées, *légèrement* suffusé par le sang. Les dimensions des orifices et du trajet sont celles du diamètre du projectile (portées courtes) ou inférieures; c'est alors une petite tache rouge (3 mm.). Les fissures à distance sont assez rares.

Un poumon sain peut présenter une large brèche à la sortie de la balle, mais il n'éclate pas. Il n'y a pas d'effet explosif.

Les balles de schrapnel créent des trajets un peu plus larges. L'orifice d'entrée est arrondi, celui de sortie plus étendu, irrégulier (Laurent).

La traînée sanguine qui indique le trajet des balles est presque introuvable au bout d'une semaine (Laurent).

Diagnostic. — Le *choc* est variable, tantôt léger, « si bien que le blessé peut continuer à combattre ou se rendre à pied à l'ambulance, même à bonne distance » (Laurent); tantôt marqué : « la lésion grave abat le blessé et le laisse exsangue pendant plusieurs heures » (Laurent).

La plupart des blessés accusent une *douleur* ressemblant à un coup de fouet. Cette douleur peut être très vive.

La *dyspnée* est aggravée par la fracture de côtes.

L'issue du sang par la plaie extérieure n'a de signification qu'autant qu'elle coïncide avec l'hémoptysie et est assez rare.

L'*hémoptysie* est un meilleur signe. Légère, moyenne ou excessive, elle va de l'expuition de quelques crachats immédiats ou pendant deux ou trois jours jusqu'à celle de un litre de sang et plus. Dans les deux cas elle est *caractéristique*. Laurent l'a relevée chez 75 pour 100 des blessés, d'autres l'ont notée dans un tiers des cas. L'*issue de l'air par la plaie*, la *traumatopnée*, l'*emphysème* ne sont pas fréquents, de même que le *pneumothorax*. L'*hémothorax* est un signe excellent. On a noté la *contracture* de la *paroi abdominale*. L'*immobilisation spontanée du thorax est habituelle*. Enfin rappelons un des meilleurs signes : les *rapports du trajet avec le poumon*.

On signalera autant que possible la zone blessée : 1° la *zone périphérique*; là vaisseaux et bronches minuscules sont seuls atteints; 2° la *zone moyenne* à vaisseaux et bronches de calibre moyen; 3° la *zone centrale*, région du hile et des grosses bronches. Ce sont les blessures de la zone moyenne qui donnent les signes les plus nets et qui sont le plus usuellement observées; celles du hile étant des plus sévères.

Complications. — L'*hémothorax* est la complication primitive la plus grave des plaies de poitrine. Il coïncide souvent avec le pneumothorax partiel. Variable de rapidité et d'abondance, il peut entraîner la mort du blessé, le plonger dans un état d'anémie aiguë des plus graves ou être compatible avec la vie.

Il se résorbe dans la majorité des cas suivis par les chirurgiens. Il s'infecterait si l'on intervenait dans des conditions précaires.

La *pneumonie* est exceptionnelle.

La *pleurésie* est la complication consécutive fréquente. Elle est adhésive, séreuse ou purulente. Une large plaie thoracique, l'infection par des fragments de vêtements, un abondant hémothorax en favorisent l'apparition. C'est elle qui explique la fièvre du blessé. Son traitement, qui n'offre rien de spécial ici, est l'un des plus actifs des plaies de poitrine par les projectiles.

La *hernie du poumon* est très rare, l'*emphysème étendu* exceptionnel; les *corps étrangers* sont assez fréquemment constatés (esquilles, balles, fragments de vêtements). Les corps étrangers métalliques ont tendance à gagner le cul-de-sac pleural.

Traitement. — Il est simple et remplit les indications suivantes : 1° *Assurer le repos du blessé*, 2° *le pansement avec occlusion des plaies*, 3° *l'immobilisation du thorax*, 4° *le traitement des complications*.

Il n'y a aucune grosse intervention à pratiquer.

1° Aux nids de blessés, au poste de secours, à l'ambulance, *repos* en position couchée ou assise.

La relève doit se faire avec les plus grands soins pour éviter la syncope, la toux, les douleurs, la chute des caillots.

Quand ils présentent des plaies de la zone centrale, ces blessés ne sont pas évacuables a l'arrière. Leur transport doit s'effectuer autant que possible par brancards et être limité au parcours indispensable pour les conduire à la formation sanitaire la *plus proche*.

Le transport à distance aggrave le pronostic.

Contre la douleur et la dyspnée : Injection de morphine.

2° *Pansement*. — Il sera *occlusif sans suture* ; occlusif pour empêcher l'accès de l'air extérieur, sans l'être assez pour empêcher l'issue de l'air intrathoracique. On préviendra ainsi l'emphysème. Se garder de l'introduction de mèches dans les plaies; leur emploi a été déplorable pendant la guerre des Balkans ; s'abstenir de sutures directes ou par agrafes.

Après attouchement iodé de la plaie (un seul) et de son pourtour dans une faible étendue, le pansement est appliqué. Il *sera très large*, ouaté, et comprendra tout le thorax, voire, suivant le siège de la plaie, les régions voisines, l'abdomen, le cou.

3° Le pansement, solidement maintenu par un bandage de corps, assurera l'*immobilisation du thorax*. On palliera à son relâchement par l'application de bandes.

Ce pansement est préférable aux agglutinatifs appliqués circulairement avec gaze aseptique sous-jacente.

4° C'est surtout dans les cas graves que les soins ci-dessus indiqués doivent être complétés.

En cas d'état général grave, surtout lié à l'hémothorax, on insistera, suivant les cas, sur les *calmants*, sur les injections de morphine, la position demi-assise, autant que possible, au moins latérale sur le côté blessé ; on aura recours d'autres fois aux *excitants* alcooliques, aux toniques du cœur (éther, caféine, huile camphrée), aux injections d'adrénaline, de chlorure de calcium, de sérum salé, à la ligature circulaire des membres à leur racine pour assurer une stase veineuse.

S'il y a menace d'asphyxie, on s'adressera à la ponction aspiratrice, au besoin répétée ; mais, en principe, il faut respecter l'hémothorax. Il assure une compression salutaire. On ne pratiquera guère la ponction avant les 24 ou 48 premières heures.

Tout partisan que nous restions des interventions larges dans les hémorragies intra ou extra-thoraciques les plus graves, observées dans la pratique civile, nous nous sommes toujours nettement déclaré leur adversaire dans la pratique ambulancière. Elles ne seraient ni opportunes, ni bonnes pour des raisons que nous ne pouvons développer ici. *Même dans les cas extrêmes, il faut s'abstenir de toute grosse opération.*

La pleurésie, fréquente nous le répétons, réclame la *ponction* d'abord, l'*empyème* dès l'apparition du pus révélé par la seringue de Pravaz. C'est l'empyème qui est le triomphe opératoire de la chirurgie thoracique dans ces blessures. Hâtive, elle assure rapidement la guérison ; pas de lavages ; grands pansements renouvelés souvent ; pas de résection costale (Laurent), puisque la tendance à la guérison rapide est ici très marquée.

Dans de vastes plaies par éclats d'obus, la hernie pulmonaire peut réclamer, suivant les cas, la réduction ou la ligature. Contre l'*emphysème généralisé*, on utilisera l'incision large des tissus jusqu'à la paroi musculaire ou les incisions imbriquées en couronnes.

L'extraction des corps étrangers se fera dans la suite par une incision déclive.

Dans les *plaies thoraco-abdominales*, c'est la pénétration abdominale qui domine et la conduite à tenir est *l'abstention.*

Pronostic. — Ainsi traités, *non transportés*, les blessés de poitrine, quand la blessure n'est pas des plus sévères primitivement, guérissent vite et complètement. Un très grand nombre de plaies thoraciques par balle étonne par leur extrême bénignité. C'est que la plaie pulmonaire est étroite, sans complication de corps étranger (contrôler l'absence de perte de substance au vêtement), sans hémorragie notable, la blessure pulmonaire étant périphérique.

BLESSURES DU CŒUR

Elles ne se rencontrent pour ainsi dire pas dans les ambulances (Laurent); on peut en dire autant des blessures des gros vaisseaux, et l'intérêt puissant qui s'attache aux premières dans la pratique journalière, en raison des opérations brillantes auxquelles elles donnent lieu, n'existe plus pour la chirurgie de bataille. Dans nos formations sanitaires l'abstention doit être la règle, en raison des aléas de l'intervention, des menaces d'infection, etc. De rarissimes éventualités peuvent seules imposer une exception à la règle. Aussi nous ne nous y arrêterons que pour dire, qu'à *courte distance*, le cœur frappé par les balles des fusils a subi des effets explosifs, qu'aux autres distances, il est érodé ou perforé.

L'expectation est la conduite à tenir. Elle comporte le *repos le plus absolu*, *l'absence de tout excitant*, *l'emploi de la morphine*, *l'immobilisation du thorax*.

CHAPITRE XVI

BLESSURES DE L'ABDOMEN

En tenant compte des morts sur le champ de bataille, on estime, d'après Ferraton, le pourcentage des blessures de l'abdomen à 13 ou 14 pour 100. Celui des blessés recueillis dans les formations sanitaires oscillerait entre 7 à 10 pour 100, et en nombre infime seraient les blessés transportés à l'arrière.

La proportion des plaies pénétrantes serait de 50 pour 100. Ces données statistiques, en partie anciennes, ont besoin d'être reprises et complétées.

Les exigences du diagnostic et celles de la catégorisation statistique imposent déjà la connaissance exacte des régions de l'abdomen; d'un autre côté, les rapports que les orifices extérieurs des plaies affectent avec ces régions constituent un signe de la plus haute valeur, malgré les déplacements que, dans les mouvements respiratoires et les diverses attitudes du corps, certains organes mobiles peuvent subir.

L'abdomen est schématiquement divisé en 3 étages superposés : l'un, *supérieur*, sis entre le diaphragme dont le dôme correspond à une ligne horizontale passant par la 5ᵉ côte et une autre ligne également horizontale, qui rase en bas le rebord thoracique.

L'un, *moyen*, compris entre cette ligne et le plan horizontal qui passe par les deux épines iliaques antéro-supérieures.

Un, *inférieur*, situé au-dessous du plan bi-iliaque et qui correspond au bassin.

L'étage supérieur est *thoraco-abdominal*.

Deux lignes verticales partant du plan médian de l'arcade de Fallope divisent l'*étage supérieur* en trois zones secondaires : l'*hypocondre droit*, l'*épigastre* au milieu, l'*hypocondre gauche*; elles séparent l'*étage moyen* en deux régions latérales, les *flancs* droit et gauche, la région *ombilicale* au milieu ; et divisent l'étage *inférieur* en *fosses iliaques droite et gauche* et en région *hypogastrique*. Le tableau suivant rappelle les organes contenus dans chacune de ces neuf régions :

HYPOCONDRE DROIT	ÉPIGASTRE	HYPOCONDRE GAUCHE
Cul-de-sac pleural. Diaphragme. Foie, voies biliaires, veines porte et cave inférieure.	Estomac. Pancréas. Arr.-cav., épipl. Lobe g. foie. Tronc cœliaque. Aorte, rachis.	Thorax et plèvre. Rate et rein gauche.
FLANC DROIT	**RÉGION OMBILICALE**	**FLANC GAUCHE**
Colon ascendant. Son angle supérieur se cache sous le foie. Duodénum. Fosse lombaire droite.	Estomac distendu. Épiploon. Masse de l'intestin grêle, mésentère. Colon transverse. Aorte, veine cave inférieure, rachis.	Colon descendant.
FOSSE ILIAQUE DROITE	**HYPOGASTRE**	**FOSSE ILIAQUE GAUCHE**
Cæcum. Vaisseaux iliaques. Nerf crural. Bassin.	Cavité de Retzius. Vessie pleine, rectum. Aorte, veine cave inf. Rachis, sacrum.	S iliaque. Vaisseaux iliaques. Nerf crural. Bassin.

Les trajets *antéro-postérieurs*, de beaucoup les plus fréquents, n'atteignent souvent qu'une région ; les *trajets transversaux* traversent plusieurs régions, soit horizontalement, soit obliquement. Les *trajets verticaux* sont rares.

Blessures par armes blanches. — Elles sont profondes, sans toujours atteindre l'intestin (baïonnette, lance) ; plus superficielles (armes tranchantes).

PLAIES NON PÉNÉTRANTES

Ce sont des contusions, des *plaies en cul-de-sac*, des *perforations pariétales* qu'on observe sur la paroi. Dans les coups de feu tangentiels, le sillon ou le seton faits par la balle sont parfois très étendus. Les éclats des gros projectiles font sur la paroi de l'abdomen des sillons, des setons, mais surtout des sillons de longueur parfois considérable.

PLAIES PÉNÉTRANTES

Les plaies *pénétrantes* simples sont exceptionnelles. Une balle qui traverse la paroi produit pour ainsi dire toujours une plaie pénétrante avec lésion viscérale.

Lesions de l'intestin. — Sur l'intestin grêle, le plus touché, et dont les lésions sont prises pour types des blessures des organes creux, ce sont : des *contusions*, des *ragades* ou des *perforations*. Les perforations sont habituelles; elles sont multiples sur l'intestin, fréquemment au nombre de 4; on peut en observer jusqu'à 30. C'est d'ordinaire dans les coups de feu transversaux que les perforations intestinales sont le plus nombreuses. Les lésions sont moindres avec les balles animées d'une faible vitesse; elles augmentent d'étendue avec les vitesses, moyennes et surtout grandes, fait important; elles sont proportionnelles au calibre des balles, aussi sont-elles plus grandes avec les balles de schrapnels et les éclats des obus qu'avec les balles. Plus grandes avec les balles à méplats, elles s'atténuent avec les balles pointues qui agissent par ponction.

Les orifices des perforations sont circulaires ou ovalaires, parfois en fentes, punctiformes ou avec perte de substance plus souvent. L'orifice d'entrée est taillé à l'emporte-pièce, béant; l'orifice de sortie, éversé avec muqueuse saillante. Souvent ce dernier est plus grand que le trou d'entrée. Parfois les deux orifices peuvent être très rapprochés l'un de l'autre, être séparés par un petit pont; plus souvent ils sont éloignés.

1° *Au delà de 400 mètres, les balles actuelles de petit calibre laissent* le plus souvent *de très petites perforations*, presque de simples ponctions ayant grande tendance à s'obturer spontanément (Ferraton). A travers ces orifices, quand ils sont supérieurs à de simples ponctions, on voit la muqueuse faire hernie au dehors; celle-ci s'oppose dans une certaine mesure à la sortie des matières intestinales solides et liquides, mais non à celle des gaz. La contraction des fibres musculaires périphériques les rétrécit ; quand la contraction cesse, l'inertie localisée de l'intestin prévient l'issue des liquides.

2° Quand la balle a été tirée à une *portée inférieure à 400 mètres*, qu'elle a agi obliquement, qu'elle a subi une déviation avant d'atteindre l'intestin, quand le projectile est une balle de schrapnel, *a fortiori* un éclat d'obus, les orifices intestinaux sont *comme les orifices cutanés* qui en traduisent *de visu* l'étendue, *plus larges*, moins susceptibles d'obturation par la muqueuse. L'épanchement stercoral est alors plus abondant, plus continu que dans le premier cas dans lequel l'épanchement peut être minime, surtout si le blessé était à jeun.

Aux très courtes distances, on peut constater des *effets explosifs*, des éclatements intestinaux, de larges béances, surtout si l'intestin était rempli au moment de la blessure, mais les gros désordres sont peut-être plus rares qu'autrefois avec les balles pointues. Ils seraient fréquents avec les balles à extrémité mousse (balles autrichienne et russe).

Très exceptionnelles sont les *sections* contuses (éclats d'obus).

Ces lésions typiques de l'intestin grêle s'observent sur le gros intestin, comme sur le premier. Le gros intestin est plus vulnérable parce qu'il est fixe ; mais ses perforations sont moins graves en raison de la consistance de son contenu, de l'absence de la mobilité qui empêche la dissémination des produits contaminants.

Les mêmes lésions sont également observées sur l'estomac, sur le rectum, la vessie, la vésicule biliaire.

Sur l'Estomac, à parois plus épaisses que celles du grêle, les perforations sont, en général, plus étroites et ont plus de tendance à s'obturer spontanément. La vascularité de l'organe expose aux hémorragies intrapéritonéales ou aux hématémèses.

Les perforations sont d'ordinaire doubles et intéressent à la fois la paroi antérieure et la paroi postérieure (épanchement facile, dans la grande cavité péritonéale et l'arrière-cavité des épiploons). Comme la paroi intestinale, la paroi stomacale peut n'être que contuse ou éraflée.

Le Foie présente les lésions typiques des viscères parenchymateux abdominaux. Ce sont des contusions (elles sont exceptionnelles avec les balles de fusil, plus fréquentes avec les balles de schrapnels), des *sillons* et *gouttières* creusés à sa surface, des *plaies en cul-de-sac* ou des *perforations totales*.

Les orifices et les trajets creusés par les balles sont d'ordinaire étroits, arrondis, non béants, mais prolongés par des fissures dont la *profondeur, l'étendue* et *le nombre* sont *liés à la vitesse de la balle*. Ces fissures sont d'autant plus nombreuses et profondes que la vitesse était, en général, plus grande, c'est-à-dire la distance du tir plus rapprochée.

Observés à courte distance, sont les *coups de feu explosifs* avec divisions multipliées localement et à distance, des orifices de sortie très élargis, béants, saignants. Organe très vasculaire, le foie saigne abondamment,

Sur la Rate, non moins vasculaire, les orifices et trajets sont, en général, plus larges que sur le foie, plus compliqués de fissures étendues.

Le Pancréas, dont les traumas peuvent se compliquer d'atteintes de l'estomac, du duodénum, du foie, etc., présente des lésions analogues à celles du foie quoique moins sévères, en raison de sa plus grande consistance.

En somme, ce qui fait la gravité principale des blessures pénétrantes de l'abdomen par les projectiles, c'est la fréquence et l'abondance des épanchements immédiats, des vastes *épanchements sanguins* fournis par les organes parenchymateux, les gros vaisseaux, mais aussi par des vaisseaux de second et de troisième ordre dont l'hémorragie, pour être moins soudaine, n'en est pas moins des plus graves en raison de sa persistance; ce sont ensuite des *épanchements alimentaires ou sécrétoires, irritants ou septiques,* entraînant des réactions locales ou générales des plus graves, des péritonites.

Epanché en grande quantité, le sang gagne les parties déclives, les flancs, en dehors des colons, ou plus souvent les fosses iliaques et le petit bassin. Les épanchements de droite gagnent directement la fosse iliaque droite, ceux fournis à gauche de cette cloison descendent dans la fosse iliaque gauche et le petit bassin.

Moins abondant, l'épanchement, au lieu de remplir le péritoine, peut s'accumuler en poches collectées aux environs de la lésion du viscère atteint.

Le mélange au sang des produits septiques des organes creux, entraîne rapidement soit la formation d'adhérences, soit des épanchements péritonitiques septiques ou purulents, circonscrits aux environs de la lésion viscérale ou multipliés, ou généralisés.

C'est la *péritonite* qui fait le danger principal de ces blessures et elle a d'autant plus de chances de les compliquer que la lésion est plus supérieure. C'est un fait bien connu que la puissance d'absorption du péritoine est surtout marquée dans le péritoine supérieur, au-dessus du colon supérieur et qu'elle est réduite au minimum au niveau du péritoine inférieur, dans le petit bassin.

Diagnostic. — Bien que les symptômes des traumatismes de l'abdomen par les armes de guerre soient en grande partie semblables à ceux qu'on observe dans les lésions similaires de la pratique journalière, il y a intérêt cependant à rappeler leurs caractères.

Le choc, les douleurs (rarement vives), la dyspnée, les nausées, les vomissements, manquent souvent ; l'état *du pouls*, petit, est infidèle au début ; la *disparition de la matité hépatique* est un excellent symptôme, mais il est très inconstant comme la *matité dans la fosse iliaque*.

L'issue de sang par l'anus est tardive et l'*emphysème souscutané* rare. Le diagnostic primitif est basé, en somme, sur : la *rigidité de la paroi abdominale*, le *ventre de bois*, l'*absence de respiration abdominale*, enfin sur les *rapports des plaies extérieures perforantes avec les régions abdominales*. Ces plaies sont, on peut dire, toujours perforantes dans les conditions normales du tir ; aussi quand on ne sent pas le projectile *dans la paroi*, on peut, pratiquement, dire que le projectile a fait un trajet abdominal et poser le diagnostic de *plaie perforante*.

L'hémorragie se révèle par les signes de l'*anémie aiguë*, par la constatation d'un *épanchement rapide dans les fosses iliaques*.

La *réaction péritonéale*, presque fatale, à la suite des *plaies pénétrantes*, s'annonce en particulier par : le *facies péritonéal*, la *dissociation du pouls* et de la *température*, la *sensibilité inguinale* ou *rectale*, le *ténesme vésical*.

L'*hématémèse* indiquerait une lésion de l'estomac, mais ce signe est rare ; les *douleurs irradiées à l'épaule droite ou gauche* sont les seuls signes indirects à retenir parmi ceux donnés pour le diagnostic des lésions de la rate et du foie, car l'*ictère* et l'*écoulement de bile* par une plaie étroite sont rares et l'*issue par la plaie de pulpe splénique* ou la *hernie du viscère* ne s'observent que dans les larges plaies par éclats d'obus.

En somme, le diagnostic *localiste*, souvent incertain, ne peut guère être assuré qu'en établissant les rapports du trajet du projectile avec les divers organes de l'abdomen.

Marche. — L'évolution aseptique des *plaies pénétrantes de l'abdomen*, même avec lésions de l'intestin, est devenue moins exceptionnelle depuis l'adoption des balles de petit calibre à extrémité pointue, et les cas à *évolution septique limitée* avec péritonite circonscrite sont devenus également plus fréquents. La réaction péritonéale qui a abouti à un abcès reste alors plus ou moins localisée aux alentours des perforations viscérales ; elle se circonscrit à un étage ou à tout un côté du ventre, au-dessus ou au-dessous du mésocolon transverse, à droite ou à gauche du mésentère. Malheureusement trop fréquente encore, presque habituelle est la *péritonite diffuse*, généralisée, suppurée ou ultra-septique, à forme de septicémie péritonéale et d'intoxication suraiguë avec hypothermie, dissociation du pouls et de la température, pouls filiforme, indolence du ventre, ballonnement, facies abdominal, vomissements bilieux puis fécaloïdes, urines rares, dépression générale mais avec conservation de l'intelligence, et l'on sait la gravité de cette complication.

Les *corps étrangers vestimentaires* propulsés par les balles déviées, les balles de schrapnels ou les éclats de gros projectiles, contribuent de leur côté à l'infection péritonéale. Les corps étrangers métalliques constituent une complication minime et leur présence ne saurait, primitivement, influencer la direction du traitement. *Il faut se garder de toute tentative d'extraction immédiate.* Nous ne signalerons que pour mémoire leur issue après ulcération des viscères creux.

Pronostic. — La mort *immédiate* est moins fréquemment la suite des plaies pénétrantes du ventre que celle des blessures du crâne et du thorax, puisqu'on ne la note que pour une proportion oscillant entre 1/2 et 1/5 des décès sur le champ de bataille (shock, hémorragie), mais ce n'est là qu'une apparence décevante de leur gravité. Un autre *cinquième* meurt *rapidement*, en quelques heures, dans les ambulances mobiles ou immobilisées, et la guérison définitive, mal établie encore pour les traumatismes par les projectiles actuels, ne s'observe vraisemblablement pas pour la *moitié* du nombre des *restants*. Quoi qu'il en soit, un fait ressort des statistiques, c'est que la mortalité excessive (92 pour 100, Crimée ; 80 à 90 pour 100, Sécession ; 50 à 70 pour 100, Guerre russo-japonaise ; 40 à 50 pour 100, Guerre sud-africaine) s'abaisse à mesure que le calibre des balles diminue et que les soins sont mieux entendus.

Mais ce n'est pas assez. Ces traumatismes sont encore trop graves, aussi les *blessures du ventre sont de celles qui doivent le plus profiter de la thérapeutique dans cette guerre.* Dans les résultats obtenus, la nature des traumatismes actuellement plus bénins (balles pointues) aidera le chirurgien à atteindre le but.

La *bénignité relative* d'une plaie pénétrante de l'abdomen par balle est liée en grande partie au *diamètre et à la force vive de cette balle,* c'est-à-dire à l'étendue des plaies intestinales. Plus la distance du tir est grande, plus le diamètre du projectile est petit, plus les perforations sont réduites. L'*étendue des plaies intestinales est en relation avec celle des plaies extérieures qui nous servent d'indice.*

Les plaies à *orifices larges* que font les balles déviées ou les balles basculées, les balles de schrapnels, les éclats d'obus volumineux restent toujours *des plus sévères* et, au-dessous d'une distance de tir de 400 mètres, il est à craindre que les balles S et D présentent la même gravité.

A égalité de lésions, c'est le *pronostic des blessures de l'intestin grêle qui est le plus grave* (suffusion stercorale immédiate, abondante) ; ce pronostic s'atténue avec celles de l'estomac, puis celles du gros intestin, moins le colon transverse, enfin avec celles du rectum. Les lésions des organes parenchymateux sont moins graves que celles des organes creux et on range par ordre de gravité, celles du foie puis de la rate, enfin celles des reins, et ici encore la question force vive ou distance de tir et calibre du projectile entre en jeu. A des distances réduites les trajets sont plus larges, plus béants, plus fissurés, plus disposés à fournir des hémorragies graves par leur abondance et leur persistance.

L'immobilité absolue est un facteur important d'atténuation de pronostic, c'est l'un des meilleurs. Au Transvaal, à Spronkof, tous les blessés qui, en montagne, avaient dû subir de rudes transports sont morts ; à Jacobsthal, nombre des non-évacués ont guéri. Nous avons vu une série de blessés guéris par l'expectation, parce qu'ils étaient restés sur le champ de bataille pendant plusieurs jours sans pouvoir se déplacer, boire ou manger.

Traitement. — Le traitement des plaies pénétrantes de l'abdomen en campagne a subi trois phases diverses : une ancienne, expectante ; une active, celle de la laparotomie large et précoce ; une troisième, la période actuelle, expectante, affirmée d'abord théoriquement (Delorme, Chavasse, Haga, etc.), puis par l'expérience des guerres. Puisse cette guerre faire naître une quatrième période dans laquelle des soins plus constants, plus susceptibles de généralisation, des formations mieux adaptées aux circonstances et aux variétés de lésions contribueront à abaisser une mortalité encore excessive.

Pour ce qui est du traitement des plaies perforantes, nous reproduirons, presque intégralement, ce que nous en avons dit dans nos *Conseils aux chirurgiens.*

Le traitement des *blessures de l'abdomen* avec lésion de l'intestin mérite toute l'attention des chirurgiens, surtout celle des chirurgiens de l'avant. Il s'est enrichi de ressources nouvelles, encore insuffisamment connues, dont l'emploi peut beaucoup atténuer le pronostic toujours sombre de ces blessures.

Si l'on discute sur l'opportunité de la *laparotomie large* dans les blessures abdomino-intestinales de la pratique journalière, il n'en est pas de même pour celle de la chirurgie de guerre.

En principe la laparotomie immédiate est à rejeter. Les guerres les plus récentes, celles du Transvaal, de Mandchourie, des Balkans, *ont affirmé sa nocivité.*

Au Transvaal, bien que pratiquée par des chirurgiens laparotomistes éminents, dans les conditions les mieux faites pour en assurer le succès, elle a fourni bien moins de guérisons que l'abstention opératoire, à tel point que Mac Cormac avait pu dire : un homme blessé à l'abdomen meurt s'il est opéré; il demeure en vie s'il est laissé en paix. Pendant la guerre russojaponaise, du côté des Russes, la laparotomie avait été abandonnée à cause de ses insuccès (95 pour 100); du côté japonais elle dut être interdite. A la suite de la guerre italo-turque (1912) elle a été condamnée, et pendant nos campagnes du Maroc il en fut de même.

Par contre la mortalité consécutive à l'abstention opératoire est tombée de 87 pour 100 pendant la guerre de Sécession à 50 pour 100. Sa mortalité oscille entre 1/2 et 1/3.

Retard dans l'arrivée du blessé, difficultés de trouver un milieu aseptique, longueur de l'opération, obligations impérieuses des soins à donner simultanément à des centaines de blessés arrivant simultanément, etc., sont, avec la *mortalité opératoire*, les raisons principales et valables du rejet de la laparotomie large qui ne saurait être que méthode d'exception.

Au point de vue du traitement nous avons divisé les blessés en deux groupes : *ceux qui présentent des plaies étroites, ceux qui sont atteints de plaies larges*[1]. (Delorme.)

1° *Plaies étroites.* — Comme nous l'avons vu, la balle allemande atteignant l'abdomen de *plein fouet*, surtout aux portées longues et moyennes, laisse *sur la paroi abdominale un orifice d'entrée étroit* et n'entraîne point de corps étranger vestimentaire infectant. Sur les anses intestinales, elle ne produit que des orifices petits, des perforations minimes qui ont tendance à s'obturer spontanément. Dans certains cas même, elle s'insinue entre les anses sans les perforer. L'évacuation instinctive,

1. DELORME. *Des blessures de guerre, Conseils aux chirurgiens.* Communication à l'Institut, 10 août 1914.

préalable et recommandable de l'intestin et de la vessie, le séjour sur place du blessé pendant des heures sans qu'il ait à subir les heurts d'un transport, ces conditions mettent à l'abri de la suffusion intrapéritonéale ou la limitent et favorisent la guérison.

A cette catégorie de traumatismes, les traitements anciens semblent suffire : le repos absolu, l'absence de transport à distance, la privation complète des aliments et surtout des boissons pendant plusieurs jours, diète supportée grâce au rinçage incessant de la bouche, aux injections rectales ou intercellulaires de sérum artificiel, enfin l'opium auxquels s'ajoute la position demi-assise de Fowler.

2° *Plaies larges.* — Quand, au contraire, la vitesse du projectile a été plus grande, que la balle a basculé, ou en cas d'atteinte de la balle large du schrapnel, *l'orifice d'entrée de la peau*, circulaire ou ovalaire, est *plus large* ; plus larges aussi sont la plaie ou les plaies intestinales ; elles sont moins susceptibles de s'oblitérer spontanément ; d'un autre côté la complication vestimentaire est fréquente.

Dans ces cas, l'infection péritonéale est certaine, mais le chirurgien n'est pas désarmé. Aux traitements déjà indiqués il ajoute, si possible, les instillations continues, rectales, goutte à goutte de Murphy, surtout *l'incision hâtive* et *le drain de Murphy*, et le lavage large du péritoine à l'éther (Souligoux).

L'incision de Murphy, qu'a préconisée chez nous le professeur Ferraton, est une courte boutonnière faite à la paroi de l'abdomen au-dessus de l'arcade du pubis. Par cette incision faite hâtivement, sous la simple anesthésie locale et après une désinfection iodée très rapide de la peau, est drainée la cavité pelvienne où, du fait de la position demi-assise de Fowler, les liquides septiques ont tendance à s'accumuler. Cette incision représente une soupape de sûreté ; elle prévient une tension dangereuse qui favorise la résorption des produits septiques.

Sur 17 cas de blessures par coup de feu avec perforation de l'intestin, Harris a dû à l'incision de Murphy 17 succès.

La conception et la technique de Murphy s'accordent bien avec les conditions de fonctionnement du Service de santé dans les ambulances et les hôpitaux de campagne. Elle ouvre à nos chirurgiens une voie dans laquelle ils doivent résolument s'engager. Ce n'est plus l'opération compliquée qu'est la laparotomie classique, qu'une équipe de chirurgiens de carrière ne pouvait renouveler plus de trois à quatre fois en un jour en délaissant les autres blessés, opération fatigante, augmentant le choc, susceptible de détruire des adhérences salutaires, exigeant une installation spéciale, des précautions d'asepsie minutieuse pour aboutir à donner, somme toute, moins de guérisons que l'abstention opératoire. C'est au contraire un acte très simple, d'exécution très rapide, à la portée de tout praticien.

A Nancy, le professeur Rohmer, incité par notre Communication, a pratiqué l'incision de Murphy sur plusieurs blessés que nous avons vus. Certains étaient en voie de guérison. Par contre, les laparotomisés totaux du professeur Weiss sont morts. Là nous avons vus guéris spontanément des blessés de l'abdomen qui pendant plusieurs jours étaient restés sur le champ de bataille sous une grêle de projectiles, en diète forcée.

CHAPITRE XVII

BLESSURES DE LA RÉGION LOMBAIRE ET DES REINS

La région lombaire, occupée en grande partie par les reins, est limitée en dedans par le rachis, en bas par la crête iliaque, en haut par la 12e côte. En dehors elle se continue avec la paroi abdominale au niveau du flanc.

La fréquence des traumatismes du rein est mal précisée. Ils sont compris, non sans raison, dans le cadre des blessures de l'abdomen.

Les trajets *antéro-postérieurs* sont les plus fréquents. Viennent ensuite les trajets *postéro-antérieurs* et *transversaux*. Le colon descendant et la rate à gauche, le colon ascendant et le foie à droite, les plèvres des deux côtés sont souvent simultanément intéressés.

Contusions rares et sans intérêt, *ragades* saignantes, *plaies en cul-de-sac*, *plaies perforantes de part en part*, telles sont les lésions observées. L'étendue des perforations est en rapport avec la vitesse du projectile. Est-elle faible ou moyenne, le trajet est étroit et non ou peu fissuré ; il est large et fissuré avec des vitesses grandes, aux portées rapprochées. Les perforations sont nettes ou prolongées par des fissures multiples et étoilées, surtout du côté de l'orifice de sortie. Dans les coups de feu explosifs, le rein peut être éclaté ; l'organe est fissuré, profondément divisé, séparé en fragments saignants. Le tissu cellulaire post-rénal, moins dissocié que le tissu rénal, oblitère en partie la plaie postérieure.

Le *bassinet* et l'*uretère* sont sectionnés, perforés, arrachés. Leurs plaies donnent lieu à un écoulement d'urine qui peut s'infiltrer dans le tissu périrénal. Par contre, les plaies du parenchyme par balles ne donnent pas d'urine.

La blessure des artères et veines rénales est suivie de graves hémorragies et leur atteinte risque de provoquer la mortification du rein.

L'écoulement d'urine par la plaie postérieure, signe pathognomonique, est exceptionnel (lésions parenchymateuses, étroitesse de la plaie, mélange de l'urine et du sang). *L'infiltration d'urine* pouvant former une tumeur urineuse lombaire, diffusant vers la fosse iliaque, en arrière du péritoine, est le propre des blessures du bassinet ou de l'uretère.

L'hématurie, signe caractéristique, prolongée d'ordinaire pendant quelques jours, est un signe de grande valeur, mais ne s'observerait que dans 1/35e des plaies périphériques. Elle ne se constaterait guère que dans les plaies centrales.

L'oligurie et l'anurie sont encore à signaler.

Les *rapports des orifices extérieurs avec la région occupée par le rein* fournissent des indications diagnostiques des plus précieuses. Le rein occupe, en largeur, le tiers moyen de l'espace compris entre les apophyses épineuses et le profil latéral du tronc et, en hauteur, l'espace qui s'étend d'une ligne horizontale haute passant par la 11e côte et d'une basse rasant la 2e ou 3e lombaire.

Le *traitement immédiat* ne présente rien de particulier : large pansement, repos absolu, abstinence de boissons. Il faut respecter les épanchements rénaux aseptiques. Contre la rétention d'urine, cathétérismes répétés ou sonde à demeure.

Contre les hémorragies abondantes, hémostatiques généraux. En cas d'insuffisance, *incision lombaire*, recherche du rein ; compression directe par un tampon aseptique fixé par une suture partielle pour qu'il ne s'exprime pas et aidé dans son action d'une compression antérieure par un tampon ouaté abdominal.

Respecter le rein fissuré, même divisé ; les fragments presque libres seraient seuls enlevés.

Contre l'épanchement d'urine, le phlegmon périnéphrétique, *incision lombaire*.

Contre la pyonéphrose, *néphrotomie*.

La *gravité* des blessures du rein tient surtout à l'atteinte du rein et du colon ; les blessures isolées sont en général de pronostic assez bénin. Elles guérissent souvent en deux ou trois semaines. Pour les plaies compliquées, leur léthalité était naguère de 50 pour 100 (hémorragies : 1/3 des décès, accidents infectieux : 2/3), mais le pronostic s'est atténué avec les balles actuelles sans qu'on puisse donner sur ce point des précisions.

CHAPITRE XVIII

BLESSURES DE LA RÉGION DU BASSIN
(Vessie, rectum.)

Plaies des parties molles. — Caractères et traitement habituels pour les blessures par balles. Les sillons et culs-de-sac produits par les éclats d'obus sont souvent larges. Les trajets fessiers exposent à des hémorragies graves (fessière, ischiatiques et leurs branches) : tamponnement provisoire, ligature après large débridement. *Les tampons ne doivent pas être laissés tardivement* : ils exposeraient à des suppurations putrides des plus graves, et, comme nous venons de le constater sur un blessé allemand, à des suffusions sanguines du bassin, pelviennes, iliaques, retziennes. *Anévrismes diffus* possibles.

Lésions du sciatique. Rien de spécial pour le traitement.

Lésions du squelette pelvien. — Ce sont celles des os plats ou spongieux : des perforations ovalaires ou obliques nettes ou avec quelques esquilles rares et courtes de la table interne, ou encore des échancrures et ragades. Contusion possible.

Bassin. — *La pénétration du bassin par les balles avec* SOLUTION DE CONTINUITÉ *n'existe pas* (20 balles ont traversé un bassin sans que celui-ci ait été fracturé. Delorme). L'immobilisation du bassin par un appareil spécial est donc un acte inexplicable.

Rien de particulier pour le traitement.

Les *organes pelviens* sont atteints dans leur portion intra- ou extra-péritonéale ou simultanément dans les deux. Division à conserver.

Le trajet est d'ordinaire *antéro-postérieur* et répond : 1° à l'hypogastre, au plancher périnéal, aux échancrures, ou 2° au pelvis.

Les trajets *transversaux* ou *obliques* sont plus rares.

Blessures de la vessie. — *Contusions, ragades, plaies en cul-de-sac*, exceptionnelles ; *perforations totales*, habituelles. Orifices égaux ou inférieurs à la balle, d'ordinaire étroits. La perforation de la séreuse est petite, celle de la musculeuse plus étendue, et celle de la muqueuse est intermédiaire comme dimensions. Hernie de la muqueuse. Éclatement rare (coups de feu explosifs).

Déchirures ou ponctions possibles par des esquilles.

Diagnostic. — Le *diagnostic* n'est généralement pas difficile. Très pressenti par les *rapports du trajet avec la vessie*, il serait affirmé par *l'issue de l'urine par la plaie* et l'*hématurie*, dans une miction spontanée ou après cathétérisme. Ces derniers signes rapprochés du premier sont pathognomoniques, mais ils manquent souvent.

Rappelons enfin quelques *signes fonctionnels* : la *douleur* irradiée à l'hypogastre, au périnée, aux lombes, aux organes génitaux ; les *envies impérieuses d'uriner* et d'aller à la selle, la *rétention d'urine* ; enfin, en cas de complications, les signes de péritonite, d'infiltration d'urines, de résorption urineuse.

Pronostic. — Certaines plaies guérissent facilement, surtout les plaies étroites non compliquées de la blessure du rectum. Trop souvent encore on assiste au développement d'une péritonite ou d'une infiltration urineuse, à la formation de phlegmons simples, urineux, se développant dans la cavité de Retzius et dans la fosse ischio-rectale, se manifestant par une tuméfaction dure, œdémateuse, quelquefois crépitante, hypogastrique ou iliaque et des symptômes généraux graves (tissu cellulaire péri-vésical) ou par un phlegmon périnéal.

La mort immédiate est rare ; la mort rapide, en quelques jours, est fréquente (péritonite suraiguë); la mort retardée survient du 8e au 20e jour, elle est consécutive aux accidents d'infiltration d'urine, de phlegmon pelvien.

Des corps étrangers compliquent assez souvent ces plaies : fragments vestimentaires, poils du pubis, esquilles, balles. Ils peuvent être l'origine de calculs.

Quelle est la proportionnalité des morts et des guérisons? Il serait impossible de le dire exactement. Bartels accusait 45 à 50 pour 100 de morts. Frappés par des balles de petit calibre, les blessés du Transvaal guérissaient rarement. Les blessures extrapéritonéales ne seraient guère moins graves que les intra-péritonéales d'après Makins. La concomitance d'une plaie rectale est une grosse complication.

Traitement. — Le *Traitement* comporte deux indications : prévenir l'épanchement de l'urine, combattre les infections (péritonite, infiltrations pelviennes ou périnéales).

Premier transport prudent, *assis* de préférence; *abstinence immédiate de boisson*, ce qui est capital; décubitus facilitant l'issue des urines; pansement large, fréquemment renouvelé sont les premières indications à remplir. Le *blessé est à soigner expressément sur place*.

Le *cathétérisme* préconisé par Larrey reste la thérapeutique primitive la plus facile, la plus sûre, la plus susceptible de généralisation. On sait ses difficultés accidentelles, ses insuffi-sances parfois.

On s'adressera au *cathétérisme avec sonde à demeure* chan-gée tous les trois jours, au *cathétérisme intermittent* si la *sonde à demeure* n'est pas supportée. Le drainage profond de la plaie est recommandable en cas de plaie large.

La *boutonnière périnéale* (taille médiane), recommandable autrefois quand la sonde était mal supportée est remplacée aujourd'hui par la *cystotomie sus-pubienne*, opération excellente mais non susceptible de généralisation.

En cas de péritonite, *incision de Murphy*. L'expérience montrera jusqu'à quel point celle-ci doit être employée primiti-vement.

La *laparotomie large* avec suture de la vessie sera très exceptionnelle.

Blessures du rectum. — Isolées ou concomitantes des blessures de la vessie, les blessures du rectum présentent les mêmes caractères que les blessures du reste de l'intestin et de la vessie. Elles sont sous-péritonéales ou intrapéritonéales. Aux dernières on peut songer lorsque la lésion porte jusqu'à 5 à 6 cm. de l'anus, mais d'ordinaire la plaie est à la fois intra- et extra-péritonéale.

L'issue des matières stercorales par la plaie de sortie est le signe pathognomonique des plaies rectales, mais il manque souvent en raison de leur étroitesse. *La sortie des gaz, l'issue du sang* par *l'anus* sont d'autres signes caractéristiques ; ils peuvent également manquer.

S'abstenir en principe d'injections poussées par la plaie et qu'on verrait ressortir par l'anus. L'examen rectoscopique est inutilisable le plus souvent. Le toucher rectal, parfois, fait reconnaître la plaie (sensation tactile et sang au bout du doigt). La longueur de l'index a les dimensions de la portion extrapéritonéale du rectum.

La lésion simultanée de la vessie et du rectum se reconnaissent aux signes de chacune d'elles.

Prévenir l'infection péri-rectale est l'indication principale du *traitement*. La *dilatation* du *sphincter* est une pratique que sa simplicité rend susceptible d'un emploi fréquent. Le pansement intra-rectal à la vaseline iodoformée est préférable à la gaze. Si on employait celle-ci, on placerait au centre du pansement un gros drain. Lavements dangereux. Une fois l'abcès fécal formé ou menaçant, *rectotomie postérieure*.

Les abcès péri-rectaux et présacrés sont ouverts par une incision périnéale suivie ou non de décollement précoccygien ; les abcès iliaques par l'incision de l'iliaque externe, les abcès de l'espace de Retzius par l'incision sus-pubienne.

La diète au début, l'alimentation carnée exclusive ensuite, l'opium sont des adjuvants principaux du traitement.

Blessures de la prostate et de l'urètre.

Dans un trajet périnéal ou abdomino-périnéal la prostate et la partie profonde de l'urètre peuvent être intéressées. La lésion de la première se confond pour son traitement avec celle des autres parties atteintes.

Ces blessures se reconnaissent à l'*urétrorragie* et à l'*écoulement de l'urine par la plaie*, parfois à l'examen direct.

Le cathétérisme, délicat, et dangereux, est un pis aller. *De visu* on jugera de l'opportunité d'une suture de l'urètre. La *ponction de la vessie* peut être nécessaire. Quant à la rétention d'urine et au phlegmon urineux qui compliquent la lésion urétrale, ils imposent l'incision périnéale de la *boutonnière*.

Blessures des organes génitaux.

Les blessures des organes génitaux sont souvent concomitantes de celles des cuisses et du bassin.

Elles ne sont pas rares. Nous en avons vu une série complète de cas dans les hôpitaux de Nancy et de Bordeaux en particulier.

Les perforations du *scrotum* donnent lieu à un *gonflement hématique* parfois considérable. On le débarrassera des caillots. Une déchirure étendue avec issue du testicule réclamerait la *réduction immédiate* et quelques sutures de fixation. (Delorme.)

Le *testicule*, en raison de sa mobilité et de son élasticité, échappe souvent aux atteintes des balles qui traversent le scrotum. D'autres fois, il est éraflé, perforé. Réunir les lèvres de la plaie après réduction du tissu testiculaire hernié est la conduite à tenir.

Le *pénis* est échancré ou perforé dans ses portions caverneuse et urétrale. Déjà avec les anciennes balles, on ne constatait guère de section urétrale. Sonde à demeure.

L'hémorragie consécutive à la blessure des corps caverneux n'est pas si grave qu'on pourrait le supposer. Les déviations consécutives de la verge, possibles, sont passibles d'interventions ultérieures.

CHAPITRE XIX

BLESSURES DU RACHIS
ET DE LA MOELLE ÉPINIÈRE

Ces blessures sont assez rares. Pendant la guerre de Sécession on a relevé seulement 643 cas, et pendant la guerre de 1870, 289 observations seulement. Nous venons cependant d'en voir une proportion relativement élevée dans les formations sanitaires de Nancy.

Les trajets des balles qui atteignent le rachis et la moelle sont *antéro-postérieurs*, *postéro-antérieurs*, *transversaux* ou *obliques*.

Les premiers intéressent simultanément les organes importants de la face, du cou, de la poitrine, de l'abdomen, du bassin. Ils sont exceptionnellement observés.

Les seconds, moins rares, compromettent l'arc postérieur des vertèbres.

Quand l'axe du trajet est médian, on y trouve des échancrures et des perforations des corps vertébraux ou des apophyses.

Lésions des os. — Les balles *échancrent* les *lames*, véritables os plats, les *fêlent*, les *fissurent*, les *perforent*, avec éclats sédentaires ou projetés, enfin les *séparent*.

Les lames vertébrales sus ou sous-jacentes à celles qui ont été directement touchées, sont parfois fracturées obliquement ou verticalement par les lames voisines.

Les *apophyses épineuses* présentent les mêmes lésions.

Que celles-ci portent sur les corps vertébraux, leurs lames ou leurs apophyses, *la solidité du rachis n'est pas compromise.* C'est un fait capital.

Les fragments volumineux des obus déterminent des contusions, des fractures, des écrasements, des abrasions osseuses.

La pénétration du canal rachidien est effectuée par la balle ou les esquilles.

Lésions méningo-médullaires. — Les *méninges* sont ordinairement *perforées* linéairement, parfois déchirées. La *moelle* présente des lésions très diverses allant de la *commotion*, de la *compression* à la *contusion* jusqu'aux *plaies*.

La *commotion* se caractérise par de petits foyers apoplectiques. L'action à distance des obus brisants donne à cette commotion une fréquence et une importance inconnues de nos devanciers.

La *compression* résulte d'un épanchement sanguin extra ou intraduremérien. Ces *hématomes* compressifs sont *exceptionnels* en chirurgie de guerre (Otis). La compression est encore déterminée, et elle l'est moins rarement que par l'hématorachis, par la dislocation d'un arc vertébral, par des esquilles, un projectile, un abcès, un cal (Laurent).

La compression hématique, après s'être révélée par une aggravation des symptômes dès les premières heures ou les premiers jours, *s'atténue rapidement et spontanément* d'où l'inutilité de l'intervention. Celle due aux corps étrangers aboutit au ramollissement et à la sclérose, d'où l'utilité de l'intervention.

Les *contusions* ont des degrés, depuis la suffusion sanguine légère avec dissociation superficielle des éléments médullaires jusqu'à l'attrition localisée *in situ*, aux points opposés et la destruction partielle.

Les *plaies* sont des piqûres, des *éraflures*, des *sillons*, des *gouttières* plus ou moins profondes, des *perforations*, des *sections* incomplètes, très rarement complètes, produites par les projectiles ou les esquilles.

Outre ces lésions, les gros projectiles peuvent amener des élongations.

Au niveau de la queue de cheval, les dégâts sont très limités.

Les *racines médullaires* sont contusionnées, sectionnées, broyées.

Diagnostic des lésions rachi-médullaires. — Le rachis n'a subi aucune déformation, mais les mouvements sont *très douloureux*, impossibles ; le blessé se raidit.

Une pression *très légère* permet parfois de percevoir une mobilité anormale et une crépitation localisées.

L'écoulement du liquide céphalo-rachidien est exceptionnel.

Les signes fonctionnels varient suivant le siège de la lésion.

Les lésions de la moelle *lombaire*, qui commence à la 1re vertèbre lombaire, peuvent se révéler par la paralysie des membres inférieurs, la rétention ou l'incontinence des urines et des matières fécales ;

Celles de la moelle *dorsale* par la paraplégie, la paralysie des muscles abdomino-dorsaux et intercostaux jusqu'aux limites de la lésion, par la paralysie recto-vésicale, l'élévation de la température, les crises gastriques, les vomissements ;

Celles de la région *cervicale* par les signes précédents auxquels s'ajoutent : l'inspiration de Cheyne-Stokes, le hoquet, la dysphagie, le rétrécissement des pupilles, l'élévation de la température, le décubitus sacré, rapide.

Nous allons revenir sur les signes qui permettraient de reconnaître la *commotion généralisée méningée*.

L'excitation *méningo-médullaire* par des esquilles donne lieu à des *douleurs atroces*, des *convulsions épileptiformes* (Otis), des *contractures à forme tétanique*. Le fait est à retenir.

Les destructions s'accusent par des signes de déficit.

A s'en rapporter aux faits cités par Otis, les *balles qui compriment*, dépriment les enveloppes médullaires ou sont fixées dans la moelle détermineraient des *phénomènes irritatifs moins aigus que les esquilles*.

Les hémorragies extra-duremériennes étendues, dans les cas de fractures communes, donnent lieu aux mêmes douleurs, quoique moins vives et d'apparition un peu moins rapide, non immédiate, mais ces hémorragies sont exceptionnelles dans les lésions *ouvertes* produites par les balles de sorte que le diagnostic différentiel n'est pas ici difficile.

Pronostic. — Les traumatismes rachidiens qui ont résisté aux premiers accidents se terminent souvent heureusement. Il n'en est pas de même des lésions médullaires quelque peu profondes. Elles comportent un pronostic des plus sévères presque toujours mortel.

Les déplorables résultats obtenus par les chirurgiens interventionnistes qui ont pris part à la guerre des Balkans *imposent* l'ABSTENTION dans les lésions médullaires (Laurent). Le foyer de la lésion de la moelle est souvent introuvable ou impossible à limiter; des épanchements et foyers hémorragiques ne peuvent être différenciés de l'atteinte propre des éléments médullaires; les dégâts le plus souvent limités ne sauraient indiquer une suture, enfin la *blessure de la moelle par les projectiles est mortelle pour ainsi dire toujours* (Laurent).

Le taux de mortalité de 50 à 60 pour 100 de Dent au Transvaal a trait, en effet, simultanément aux lésions rachidiennes et médullaires.

Traitement. — La *laminectomie* qui semblait mieux justifiée qu'une intervention plus large, plus radicale n'a pas donné plus de résultats brillants que la première à ceux qui l'ont tentée. Elle est pourtant indiquée, sinon comme opération réglée, tout au moins comme opération atypique, dans certains cas où elle semblerait ne pouvoir être avantageusement remplacée. C'est, par exemple, et tout d'abord quand des *esquilles* acérées, projetées contre les méninges, déterminent des *douleurs atroces*; c'est pour tenter l'ablation d'un *projectile* dûment repéré et *irritant*; c'est enfin et ultérieurement pour *faciliter l'issue d'un abcès intrarachidien.*

Hormis ces cas, le *traitement* sera expectant, ce qui ne veut pas dire qu'il sera inactif.

Du champ de bataille au poste de secours ou à l'ambulance, le blessé sera relevé et *transporté* avec le plus grand soin, les plus extrêmes précautions, sans heurts.

Un soldat frappé dans le dos et ne pouvant remuer les membres inférieurs doit être considéré par les brancardiers comme atteint d'une fracture de la colonne vertébrale.

La capote servira de hamac pour le chargement et déchargement.

Il ne doit pas être transporté à distance.

La contention dans une gouttière à la Bonnet est inutile puisqu'il n'y a pas de solution de continuité.

Pansement aseptique habituel mais large. Injections de morphine au besoin. Cathétérismes aseptiques.

En cas de menace d'escarres et en cas de douleurs vives ressenties au moindre déplacement, coucher le blessé sur un brancard dont on excisera la toile circulairement dans une grande étendue au niveau du siège. On matelassera les bords de l'ouverture avec une bonne couche d'ouate. Les pièces de pansement seront maintenues avec une large compresse formant hamac tendu et fixé à la toile du brancard par des épingles (Delorme). De cette façon, on peut renouveler aisément le pansement sans déplacer le blessé.

En règle générale, on doit se garder d'aller primitivement à la recherche des esquilles libres et tolérées, opération inutile puisque ces esquilles sont insignifiantes et peuvent servir à la réparation.

En cas d'*écoulement abondant de liquide céphalo-rachidien exercer une compression sur la plaie*, au besoin la suturer.

L'infection méningée sera traitée par des ponctions lombaires, au besoin par un drainage arrêté à distance de la moelle;

Malgré ces soins nécessaires, l'évolution sera le plus souvent lamentable et au bout de quelques semaines de souffrances les blessés succomberont, si la lésion occupe un niveau élevé.

Commotion cérébro-médullaire. — C'est là un chapitre quasi nouveau que l'emploi de projectiles explosifs vient d'ouvrir large et qu'avaient commencé à éclaircir les chirurgiens de la guerre des Balkans, en particulier le Pr Laurent, de Bruxelles[1]. Nous le signalons à l'attention des chirurgiens qui prennent part à la guerre actuelle.

Nous avons déjà relevé plusieurs cas de cette commotion dans les hôpitaux de l'arrière.

Cette commotion peut être légère et ne se manifester que par de l'engourdissement, des fourmillements surtout dans les

---

1. *La Guerre en Bulgarie et en Turquie. Onze mois de campagne*, par le Pr O. LAURENT, Maloine 1914.

membres inférieurs, de la difficulté de la marche, de l'hyperesthésie avec ou sans étourdissement, perte de connaissance. Elle laisse pendant plus ou moins longtemps de la lenteur dans les idées, une sorte d'indifférence, de la rétention d'urine.

« Plus grave, elle provoque l'arrêt des fonctions; le blessé tombe dans la torpeur, inerte comme s'il était foudroyé et paralysé des quatre membres et des sphincters. » (Laurent.)

La guérison est rapide dans de nombreux cas, et s'obtient en quelques jours, mais il peut persister longtemps de la paralysie et des troubles mentaux.

Ces phénomènes s'observent sur des soldats qui étaient rapprochés de 2 à 10, 15, mètres du point de chute d'un obus percutant explosif, dans cette zone anguleuse dans laquelle les éclats suivent une trajectoire ascendante. Dans les cas typiques, ces hommes n'ont pas été frappés par les éclats de l'engin brisant, mais ils ont subi sur le canal rachidien, la moelle et le cerveau, les effets de l'ébranlement excessif, du choc d'une colonne aérienne intensivement déplacée. Le souffle de l'obus, d'autres fois la contusion par des mottes de terre soulevées, en sont les causes habituelles, mais l'ébranlement direct d'un fragment d'obus ou d'une balle frappant le rachis peut encore les produire. Laurent rapporte un fait où la commotion résulta d'un frôlement du dos par un schrapnel complet, un autre où elle fut produite par le cylindre du schrapnel; un autre dans lequel le blessé resta enseveli sous des masses de terre et de pierres soulevées par l'obus. Ces dernières catégories de cas sont très différents comme mécanisme des premiers tout à fait typiques, dans lesquels la commotion semble avoir été le fait de l'ébranlement produit par les gaz du gros projectile.

Si, sur certains blessés qui, ébranlés par l'action des gaz, restent sur place, il pourrait être difficile de distinguer ce qui appartient au choc psychique ou au choc physique, on ne peut attribuer qu'au dernier les accidents constatés lorsque ces blessés, comme ceux que nous avons observés, ont été soulevés de terre ou transportés à distance sans retomber sur le dos.

CHAPITRE XX

BLESSURES DES MEMBRES SUPÉRIEURS

La tactique nouvelle des combats qui comporte des tirs prolongés derrière des retranchements improvisés rend particulièrement vulnérables les divers segments du membre supérieur, aussi leurs blessures se présentent-elles actuellement avec un degré de fréquence inconnu autrefois. La position respective de l'avant-bras et du bras gauche pendant le tir expose tout particulièrement ces deux segments à des blessures simultanées. Les mains sont aussi très fréquemment atteintes, et lors de l'éclatement des schrapnels, les doigts sont souvent blessés parce qu'ils sont à découvert sur le sac qu'ils tiennent et qui protège la tête.

BLESSURES DE LA MAIN ET DES DOIGTS

La main est la région la plus exposée du membre supérieur. Ses lésions compteraient pour plus de 10 pour 100 de ses blessures (Ferraton). Celles-ci sont rarement isolées. Les lésions concomitantes portent fréquemment sur la tête, la face et la poitrine.

Les coups de feu qui atteignent la main et les doigts sont *antéro-postérieurs*, plutôt *postéro-antérieurs*, parfois *transversaux*, plus exceptionnellement *axiles*, longitudinaux.

Blessures des parties molles. — Les *parties charnues* du thénar, de l'hypothénar, des espaces intermétacarpiens, *voire celles des doigts* sont sillonnées, perforées par les balles.

Lésions osseuses. — Les *phalanges*, même la 2e et la 3e sont échancrées ou perforées. Malgré leur exiguïté, elles présentent les lésions typiques des fractures des os longs. Au niveau des articulations la radiographie montre les lésions épiphysaires, des perforations avec ou sans séparations de petits coins osseux latéraux.

Sur les *métacarpiens*, véritables os longs, à tissu compact, on constate, sur la *diaphyse*, des *fractures par contact* obliques ou transversales, des *gouttières* et des *perforations* avec les irradiations fissuriques typiques. La perforation diaphysaire avec ses deux esquilles latérales principales, et quelques esquilles subdivisées, libres ou adhérentes est la lésion la plus usuelle. Les esquilles sont courtes, habituellement non déplacées. Les gouttières et perforations des *épiphyses* sont typiques et les irradiations fissuriques cunéennes.

Dans les coups de feu *postéro-antérieurs*, les esquilles libres sont projetées vers la paume. Elles sont peu accessibles. Dans les coups de feu *antéro-postérieurs*, elles sont superficielles et, quand elles ont été projetées, elles ont *notablement* augmenté l'étendue de la perforation cutanée. Dans des *tirs rapprochés*, les parties molles dorsales peuvent même présenter les caractères du *coup de feu explosif*.

Prise dans le sens *transversal*, la main et les doigts présentent le plus souvent des *fractures multiples* qui ressortent des mêmes types, mais avec cette particularité que la lésion augmente souvent des premiers aux derniers doigts, des premiers aux derniers métacarpiens traversés.

Complications. — Les *hémorragies* constituent la complication primitive importante et fréquente de ces blessures. Ces hémorragies sont surtout abondantes lorsque le projectile a pénétré la paume au-dessus de la ligne horizontale qui prolonge vers le bord cubital de la main le bord inférieur du pouce porté en abduction forcée (Ligne d'E. Boeckel). Alors l'une des arcades palmaires, parfois les deux, peuvent avoir été intéressées. On a lieu de penser à une lésion de l'arcade profonde si la blessure correspond aux bases des éminences thénar et hypothénar.

Les *corps étrangers métalliques* et les esquilles projetées constituent la deuxième complication immédiate. Une balle peut s'arrêter dans une phalange. La main, région découverte, *ne loge pas de corps étrangers vestimentaires.*

L'ouverture de la gaine du fléchisseur propre du pouce et celle de la gaine commune qui se prolonge jusqu'à l'extrémité du petit doigt, expose à l'infection simplement réactionnelle ou au contraire suppurative de ces gaines, de même que l'ouverture des gaines des doigts. Entre la ligne de Boeckel et le pli de flexion inférieur de la paume, existe une région où dans la paume, aucune gaine n'est atteinte.

Traitement. — Après une application iodée, un simple pansement suffit. La palette immobilisante palmaire ne semble utile que quand la continuité du grill métacarpien est en grande partie interrompue. Nous croyons cependant qu'il est bon de maintenir souvent l'extension des doigts en raison de leur tendance à se fléchir et à se conserver fléchis.

Après une compression temporaire, l'incision de Boeckel et l'incision palmaire moyenne de Delorme permettraient de ligaturer les deux bouts des palmaires échancrées ou sectionnées. Rappelons que notre incision s'étend du milieu du talon de la main au-dessus de la commissure index-médius. Par la face dorsale, on pourrait parfois, après l'ablation des esquilles des extrémités métacarpiennes, découvrir l'arcade profonde.

Notre incision palmaire moyenne est l'incision de choix pour l'ablation des corps étrangers de la paume. Elle est également celle de l'ouverture des phlegmons profonds. L'ouverture des phlegmons des gaines est obtenue soit par une incision thénarienne qui ouvre la gaine du fléchisseur propre ou par une incision hypothénarienne (incision palmaire interne), enfin, au besoin, par des incisions radio-cubitales.

Les réactions phlegmoneuses des gaines nous ont paru bien moins graves qu'autrefois et ne pas devoir comporter les vastes débridements du ligament radio-carpien qu'on a proposés.

Les bains d'eau bouillie tiède sont toujours utiles dans les phlegmons. L'eau oxygénée rendra également de signalés services dans ces cas.

La conservation est de rigueur dans les blessures de la main, et on doit primitivement la pousser jusqu'aux dernières limites.

Mais on aura grand soin de mobiliser les doigts blessés et les doigts sains le plus tôt possible pour éviter les raideurs si fréquentes, si regrettables, si souvent imputables à l'inaction chirurgicale.

Mais si au début la conservation doit être, disons le mot, *excessive*, parce que les plus petites parcelles de la main, même dilacérées, peuvent être très utiles, ultérieurement on n'hésitera pas à débarrasser le blessé *d'un doigt du milieu* irrémédiablement ankylosé en flexion ou en extension, c'est-à-dire inutile et gênant. Des cicatrices terminales trop étendues, trop fragiles des doigts, des cicatrices douloureuses peuvent encore exiger l'amputation.

L'ablation totale des esquilles, la *régularisation de la fracture métacarpienne* par *la résection est condamnée*. Elle expose à la pseudarthrose.

Ferraton a dit sagement à propos du traitement des plus graves traumatismes (éclats d'obus) : « les mutilations les plus étendues de la main et des doigts n'entraînent jamais un trouble fonctionnel égal à la perte totale. »

Des mutilations volontaires. — Dans toutes les guerres, et même au cours de celle-ci, il a été question de mutilations volontaires de la main et des doigts. Un soldat pusillanime achète au prix d'une mutilation volontaire la sûreté d'une existence qui aurait pu n'être pas menacée.

Ici le *chirurgien expert doit agir suivant son devoir strict. Il doit* la vérité, *toute la vérité au Commandement*, mais pour qu'il prononce son verdict dans son âme et conscience, la vérité doit se montrer tout à fait claire et, devant le moindre doute, il doit se garder de conclure à la mutilation.

La fréquence des plaies des doigts de la main ne doit pas être un argument. Cette fréquence est normale au combat dans les guerres actuelles où la main, découverte, est très exposée aux coups de feu.

Le diagnostic est basé : 1° Sur la constatation d'une plaie palmo-dorsale surtout de l'extrémité de l'index et du médius, mais la mutilation peut porter sur la paume, comme nous l'avons vu. La plaie est encore, dans ce cas, palmo-dorsale.

C'est là un signe de présomption. Dans le tir de combat, les plaies des doigts et de la main sont d'ordinaire dorso-palmaires.

Autrefois un signe de présomption était encore tiré de l'état des plaies mâchées, irrégulières, éclatées, alors que les plaies reçues à distance étaient régulières. Des plaies par coups de feu de mutilés volontaires peuvent être régulières et des plaies accidentelles, mâchées, dilacérées.

Le véritable indice est fourni par la *brûlure* de l'orifice d'entrée. Autour de la plaie, voire dans toute la paume, si c'est elle qui a été traversée, l'épiderme est sec, *noir*; aux limites de sa noirceur, il est INCRUSTÉ DE GRAINS. Alors qu'il a disparu, on retrouve de ces grains incrustés dans le derme.

L'analyse chimique des grains épidermiques pourrait peut-être lever les derniers doutes. Nous étudions ce point.

La concomitance d'autres blessures plaide en faveur du soupçonné.

Devant la gravité des décisions disciplinaires qui découlent du verdict chirurgical, il est indispensable que : 1° conformément aux traditions, ce verdict soit pris par une Commission *mixte*, composée de chirurgiens de haut grade bien au courant des caractères des traumatismes de guerre, d'officiers d'état-major et de la prévôté;

2° Que le verdict soit prononcé à une époque assez rapprochée du traumatisme, alors que les signes sont les plus précis.

BLESSURES DU POIGNET

Les blessures du poignet ne sont pas très fréquentes, elles comptent pour 8,7 pour 100 dans le total des blessures des membres.

Une ligne inférieure, horizontale, passant approximativement par la saillie supéro-externe du métacarpien du pouce, et une supérieure, coupant l'avant-bras à deux travers de doigt au-dessus de l'apophyse styloïde du radius, délimitent la région du poignet.

Les coups de feu qui l'atteignent sont *antéro-postérieurs*, ils sont rares; ou bien *postéro-antérieurs*, ils sont plus fréquents surtout à gauche; enfin *axiles*, surtout à droite, ce dont on se rend bien compte en se représentant la position du tireur.

Blessures des parties molles. — Les *parties molles* peuvent n'être que seules atteintes. Sont à distinguer les lésions tendineuses, l'ouverture de leurs gaines, les blessures des vaisseaux et des nerfs.

Lésions osseuses. — Quand les os sont frappés, les lésions diffèrent suivant qu'elles portent sur le groupe bicarpien ou sur les extrémités radio-cubitales inférieures.

Sur le *carpe*, on note des *échancrures* sur les bords, des *sillons* étendus sur les faces, des *perforations* d'ordinaire simples, les uns et les autres décélés par la douleur localisée, la gêne des mouvements, les aspects de la radiographie rarement probants, surtout par les *rapports du trajet avec les os atteints*. Anatomiquement parlant, ces lésions sont simples.

L'extension ou la limitation des dégâts sur les extrémités radio-cubitales inférieures sont commandées par le siège des lésions. La ligne épiphyso-diaphysaire ne remonte que d'un centimètre au-dessus de la pointe de l'apophyse styloïde du radius.

Au-dessous de cette ligne, les sillons, les *gouttières*, les *perforations*, sont du *type épiphysaire*, c'est-à-dire circonscrites; *au-dessus*, elles sont *épiphyso-diaphysaires*, c'est-à-dire irradiées souvent par des traits fissuriques limitant plus ou moins complètement des coins à base articulaire ou de grandes esquilles.

Au point de vue pratique et dans une plaie aseptique, ces fissures ne constituent pas une complication.

Diagnostic. — Sur cette articulation superficielle, le diagnostic des lésions osseuses est facile. Les douleurs localisées permettent de soupçonner les fissures, la radiographie les décèle parfois. Facile également est le diagnostic des lésions artérielles (cubitale, radiale) et nerveuses (médian, cubital, radial).

Traitement. — Les hémorragies sont aisément arrêtées par la compression, puis par la ligature directe, indispensable ici si l'on veut se mettre sûrement à l'abri d'une récidive facilitée par les larges anastomoses palmaires et dorsales.

L'infection possible des gaines réclamerait des incisions dorsales, des incisions latérales sur la ligne des artères cubitales et radiales ou des incisions médianes, palmaires.

Région en grande partie découverte, le poignet se complique peu de la présence de corps étrangers infectants.

La *conservation est de règle, même dans les plus graves traumatismes, dans les coups de feu explosifs.* La contention est obtenue par une attelle palmaire. L'esquillotomie carpienne, même dans les cas infectés, est rarement utile, en raison de la limitation des dégâts. L'évidement pourra être rarement nécessité par des ostéites persistantes.

Les lésions du poignet sont en général peu graves. On s'attachera à rétablir au plus tôt les mouvements de cette articulation et ceux des doigts.

BLESSURES DE L'AVANT-BRAS

L'avant-bras s'étend de la limite supérieure du poignet à une ligne transversale passant à deux travers de doigt au-dessous du pli de flexion du coude.

La proportionnalité de ces blessures est incomplètement établie. On dit qu'elles représentent un *dixième* du total des lésions des membres.

On peut classer les trajets en *antéro-postérieurs, postéro-antérieurs* (ce sont les plus observés), en trajets *transversaux*, assez fréquents et les plus graves (fractures des deux os), enfin en trajets *axiles*.

Blessures des parties molles. — Nous n'avons rien à dire de particulier au sujet des *blessures des parties molles.*

Lésions osseuses. — Quant aux lésions osseuses, elles relèvent des types diaphysaires; ce sont des *contusions*, des *fêlures*, des *fissures* décelables parfois à la radiographie et aux douleurs localisées (cubitus en arrière), des *fractures par contact* souvent transversales et obliques ou à grandes esquilles, des *gouttières* avec leurs traits fissuriques bien connus, des *fractures par perforation*, les plus habituelles.

Les esquilles adhérentes sont relativement courtes. La longueur totale du foyer osseux a 4, 6, 8, 10 centimètres. Les esquilles libres ont 1 à 2 centimètres de longueur au plus.

Non seulement dans les fractures d'un seul os, mais même dans les fractures des deux os, il n'y a pas toujours tendance à une déviation axile ou latérale. Mais c'est une erreur, comme nous l'avons vu faire, de traiter ces fractures par l'application d'un simple pansement, quelque épais et permanent soit-il. C'est exposer le blessé à des douleurs inutiles, à des déplacements consécutifs, regrettables quant à la bonne conservation de la forme et du fonctionnement du membre. Une dernière raison pour munir le blessé d'un appareil, c'est que celui-ci, tout en assurant l'application facile du pansement, met à l'abri des constrictions circulaires qui nuisent à la vitalité du membre.

Les fractures du cubitus complètes sont d'ordinaire soumises à de moindres déplacements que celles du radius.

Traitement. — La contention *immédiate* de l'avant-bras fracturé s'obtient par une écharpe, des attelles quelconques, des fanons.

Il faut se garder, dans l'application du pansement, d'exercer sur le membre une constriction circulaire ou interosseuse trop énergique, car la gangrène serait à craindre.

C'est en *supination* que l'immobilisation sera obtenue. Dans cette position, les fragments sont en bonne position. En demi-pronation et en pronation, ces fragments se croisent, dirigent leurs extrémités vers l'axe de l'espace interosseux (Ferraton).

Notre *gouttière métallique à valves* assure l'application facile des pansements, quel que soit le siège de la plaie ; elle permet d'obtenir une bonne surveillance, de refouler vers l'axe, comme il convient, les esquilles latérales, quand elles sont déplacées excentriquement, et, dans cette gouttière, la position en supination se prend naturellement.

La gouttière doit se continuer sur le bras et la main, immobiliser simultanément le coude et le poignet.

Les *déviations* antéro-postérieures ou les déviations latérales, les plus graves, surtout les cubitales, résultent du chevauchement des fragments et sont à prévenir ; les *pseudarthroses* y exposent de leur côté, et les pseudarthroses ne sont pas rares à

l'avant-bras. Elles sont le plus souvent consécutives à des ablations injustifiées d'esquilles dont il faut absolument s'abstenir,
au moins primitivement.

Dans les fractures radio-cubitales, la synostose isolée des
fragments supérieurs, puis des inférieurs, a pour conséquence
de supprimer les mouvements de pronation et de supination.

Pour atteindre les vaisseaux blessés, on utilisera les incisions
classiques. Ce sont elles qui serviraient pour la recherche des
corps étrangers et l'ouverture des collections purulentes.

*La conservation doit être poussée jusqu'aux limites les plus
extrêmes.* C'est le cas de répéter que, *quelle que soit l'étendue
du traumatisme produit par une balle, on doit conserver tant
qu'il n'y a pas gangrène confirmée.*

Le *pronostic* est en général très bénin, même quand la fracture est d'un type compliqué. C'est une raison pour rechercher
avec grand soin un résultat définitif parfait.

Nous n'avons pas à nous arrêter aux complications nerveuses
et osseuses consécutives.

BLESSURES DU COUDE

Le coude est la région comprise entre deux lignes transversales passant à deux travers de doigt, quatre centimètres au-
dessus et au-dessous du pli de flexion.

Ses blessures représentent le 1/10 de celles du membre
supérieur et 3 pour 100 du chiffre total.

Les trajets des balles qui l'atteignent sont le plus souvent
antéro-postérieurs, plus rarement *postéro-antérieurs* ou *transversaux.*

Blessures des parties molles. — Le seul intérêt des
plaies des parties molles réside dans les blessures des vaisseaux,
dans les hémorragies de la brachiale, de ses veines satellites,
des veines superficielles, et dans les blessures nerveuses (médian, cubital, radial).

L'incision classique de la ligature conduit sur l'humérale. La
ligature des deux bouts s'oppose seule efficacement au retour
du sang dans le bout inférieur.

Lésions osseuses. — Les lésions osseuses doivent être étudiées sur chaque os.

Nous avons pour le coude, comme pour toutes les articulations, déterminé avec précision les dégâts produits par les balles sur l'*extrémité humérale*, sur le *radius* et le *cubitus* (¹).

Sur l'*épicondyle* et l'*épitrochlée*, apophyses surajoutées, les *gouttières*, les *perforations*, les *abrasions* qu'elles présentent sont lésions limitées.

Sur la *trochlée* et le *condyle*, les dégâts produits par les balles dont le trajet est situé *au-dessous de la ligne épicondylo-condylienne* sont limités. Rarement ceux-ci remontent au-dessus de cette ligne. Comme nature de lésions ce sont des *fractures nettes*, des *sillons*, des *perforations*, des *abrasions*, le plus souvent des *perforations* peu comminutives. C'est dans les coups de feu transversaux que les lésions sont le plus accusées. En général elles sont simples.

Quand les balles pénètrent *au niveau* de la ligne épitrochléo-épicondylienne ou *au-dessus*, la lésion est du type épiphyso-diaphysaire, c'est-à-dire que la perforation s'accompagne de traits fissuriques plus ou moins complets qui se prolongent jusqu'à 5, 6, 7 centimètres au-dessus de l'interligne, constituant le plus souvent deux esquilles latérales qui enserrent en bas un gros fragment adhérent, sous-périosté, représenté par le condyle et la trochlée. La fracture incomplète ou complète est donc sus-condylienne. Un trait fissurique secondaire peut la rendre sus- et inter-condylienne.

D'un autre côté, quand le coup de feu, au lieu d'être médian, est latéral, une seule fissure se retrouve, limitant un *fragment condylien* interne ou externe adhérent.

Une balle qui pénètre *à la limite des cavités olécranienne et coronoïdienne*, c'est-à-dire à deux travers de doigt de la ligne épitrochléo-condylienne, produit une *fracture diaphysaire typique*.

La tête du radius, l'apophyse coronoïde du cubitus, la moitié supérieure de l'olécrane sont tissu épiphysaire pur, surajouté. Leurs lésions sont limitées. Les balles qui pénètrent au-dessous

---

1. E. Delorme, *Traité de chirurgie de guerre*, t. I, p. 296 et suiv.

de la tête radiale, à la base de l'olécrane et *a fortiori* au-dessous, déterminent une ou deux irradiations fissuriques cunéennes à base supérieure et à sommet descendant à 3, 4 centimètres au-dessous de l'interligne.

Diagnostic. — Le diagnostic des lésions, basé cliniquement sur les rapports du trajet avec les extrémités osseuses rencontrées, est primitivement facile avant que le gonflement rapide qui s'empare de la région ne se soit établi. Mais il est nécessaire, pour le faire précis, qu'on replace, au moins par la pensée, les deux segments du coude dans la position qu'ils occupaient au moment du traumatisme. La douleur révélée par la pression le long des fissures est un bon signe. La radiographie compléterait les premières données.

Traitement. — *Toutes les lésions osseuses du coude, quand elles sont produites par des balles, doivent être traitées primitivement par la conservation,* quelque comminutives qu'elles soient, quelle que soit l'étendue des désordres des parties molles, alors même que l'humérale serait atteinte et les nerfs contus. Nous l'avons montré par un très bel exemple présenté à l'Académie de Médecine.

Au début une écharpe, peu après une gouttière métallique prenant point d'appui sur le bras d'une part et l'avant-bras de l'autre, laissant le coude libre (gouttière à valves) assureront l'immobilisation. L'appareil plâtré est inférieur au précédent. Il est prudent d'assurer cette immobilisation même quand il n'y a pas de mobilité anormale.

Une antisepsie superficielle et l'immobilité suffisent d'ordinaire pour assurer la guérison. En cas de suppuration, il faut se hâter de pratiquer les incisions nécessaires.

Les phlegmons superficiels et antérieurs sont ouverts grâce à l'incision de la ligature de l'humérale, les postérieurs par une incision axile ouvrant, au besoin, la bourse olécranienne dont l'atteinte est bien souvent le point de départ de la suppuration.

Pour arriver sur l'article, on a recours à une incision postérieure médiane sus-olécranienne, ou à une incision latérale interne longeant le bord interne du triceps, courte, s'arrêtant en bas, à l'épitrochlée, pour éviter de blesser le cubital, enfin à l'incision latérale externe coudée de la résection.

L'ablation des fragments *complètement libres* et infectés s'exécuterait grâce à ces incisions, et le drainage s'établirait d'une plaie à l'autre.

Si on a, en raison de la gravité des accidents et de la lenteur de la cure, à craindre l'ankylose, on placera le membre en flexion plutôt à angle un peu aigu qu'en flexion à angle trop légèrement aigu ou en flexion à angle droit (Ferraton). La première position permet seule de bien porter la main à la bouche. L'avant-bras sera en position intermédiaire entre la pronation et la supination, et la main, pouce en haut.

L'ankylose est relativement fréquente à la suite des coups de feu, car le coude est un ginglyme très serré qui s'enraidit vite et sur la mobilisation duquel on perd rapidement son action. Aussi, quand il n'y a pas de suppuration, il ne faut pas trop attendre pour mobiliser la jointure.

La résection atypique doit être exceptionnelle ; elle sera pratiquée seulement à la période ultérieure, en cas d'ostéite prolongée.

BLESSURES DU BRAS

Du coude, dont nous avons rappelé les limites, la région du bras s'étend en haut jusqu'à une ligne horizontale rasant le bord inférieur du grand pectoral.

Les blessures du bras, comme celles de l'avant-bras et du coude, sont tantôt isolées, tantôt compliquées de lésions simultanées des régions voisines du membre supérieur ou de la tête, du thorax, de l'abdomen.

Les blessures des *parties molles* ne prêtent matière à aucune considération spéciale de pratique. Elles sont parfois extrêmes en avant et en arrière quand elles sont produites par de volumineux éclats d'obus.

Les lésions osseuses de la diaphyse humérale sont typiques. Ce sont des *contusions*, des *fissures longitudinales*, des *fractures par contact*, transversales, obliques, à grandes esquilles, des *fractures* par *gouttière* avec leurs fissures classiques, des *fractures* par *perforation*, dont le type à deux esquilles latérales plus ou moins subdivisées est habituel. Dans cette dernière lésion, le foyer d'*esquilles libres*, qui sont d'ordinaire *courtes*, correspond, en général, *au foyer de sortie osseux* et est peu transporté.

Les esquilles *adhérentes* au périoste ont de 6 à 8 centimètres de long.

Les rapports étroits que le nerf radial affecte avec la diaphyse humérale font que ce nerf est très souvent contus ou déchiré dans les fractures.

Traitement. — *La conservation est de règle dans toute fracture de l'humérus par balle.*

Si l'immobilisation est bien assurée par une gouttière de Champenois et la gouttière métallique taillée sur le modèle de Hennequin, l'application et le renouvellement des pansements avec ces appareils sont moins faciles qu'avec la *gouttière métallique à valves*. C'est l'appareil à préférer.

Dans certaines fractures du quart supérieur de l'humérus, dans lesquelles on a peu d'action sur le fragment supérieur porté en abduction, on n'obtient une réduction et une contention régulières qu'en portant le segment inférieur lui-même en abduction. La position est maintenue par un gros coussin triangulaire à sommet axillaire fixé contre le thorax et sur lequel l'appareil contentif s'appuie. Ces cas sont rares.

Dans les fractures complètes de la partie inférieure, la pointe du fragment bas a souvent tendance à basculer en avant. On le réduira par une compression extérieure localisée.

Dans la très grande majorité des cas, la contention dans un appareil axile suffit, car les déplacements des fragments sont ou nuls ou modérés et aisément réductibles.

Pour que les déplacements axiles ou latéraux soient réduits ou nuls, il faut que le membre ne soit pas trop mobilisé.

Les esquilles latérales, les esquilles *libres* ne seront pas primitivement extraites, mais *seront avec soin rapprochées des extrémités fragmentaires*, dans l'appareil, par des pressions exercées avec des tampons élastiques d'ouate appliqués perpendiculairement au trajet suivi par le projectile. Des radiographies répétées renseigneront sur le résultat acquis et sur celui qui serait encore à atteindre.

Quand la plaie est bien traitée et que la suppuration a été peu abondante, la guérison est d'ordinaire très rapide; souvent elle s'obtient presque dans le temps que demande la consolidation d'une fracture simple.

Dans les foyers infectés, les collections purulentes seront rapidement ouvertes par des *incisions latérales*, soit qu'on emploie l'incision interne, le long du bord interne du biceps, soit une incision externe, le long du bord externe du triceps. Le radial sera ménagé.

Nous n'avons rien à dire de spécial au sujet des lésions artérielles et nerveuses, des anévrismes, des dégagements du radial compris si souvent dans les cals, de l'ablation des corps étrangers, des foyers d'ostéites persistantes qu'on atteint par des incisions latérales portées au niveau des cloisons intermusculaires. Rappelons que l'incision externe, pour ménager le radial, doit s'arrêter en bas, à 10 centimètres de l'épicondyle, et que les ligatures artérielles consécutives réclament en général de grandes incisions.

BLESSURES DE L'ÉPAULE

Blessures des parties molles. — Nous n'avons à étudier, parmi les blessures de l'épaule, que celles de la région deltoïdienne, de l'aisselle et de l'articulation. Les lésions de la clavicule et du corps de l'omoplate ont été décrites à propos des plaies de poitrine.

2,9 pour 100 des blessés seraient frappés à l'épaule.

Les plaies par balles des régions axillaire et deltoïdienne ne présentent rien de particulier. Des éclats de gros projectiles y produisent parfois de très grandes pertes de substance sans ouvrir l'article.

L'ouverture de la grande bourse séreuse sous-deltoïdienne n'a pas d'importance quand la plaie reste aseptique. Quand elle est infectée (balle de schrapnel, éclat d'obus, balle déviée), elle donne lieu à un phlegmon rapidement développé.

Une balle peut passer entre l'acromion et l'article sans ouvrir celui-ci.

Ce serait nous exposer à des redites que d'insister sur les caractères et le pronostic des lésions de l'artère et de la veine axillaire. Ces gros vaisseaux donnent lieu à des hémorragies primitives et secondaires redoutables, à des hématomes artériels et artério-veineux qui réclament ultérieurement. de la part de chirurgiens de carrière, des opérations difficiles. A l'hémorragie primitive ou secondaire on opposera la ligature directe. Celle, indirecte, de la sous-clavière échoue dans les 2/3 des cas.

Les nerfs du plexus brachial, le nerf circonflexe sont, comme les gros vaisseaux, atteints isolément ou concomitamment avec les os.

Lésions osseuses. — Sur l'extrémité supérieure de l'humérus, le cartilage d'accroissement qui différencie les lésions de la tête de celles du reste de l'extrémité articulaire, ce cartilage correspond au col anatomique. Les tubérosités sont des parties surajoutées qui se développent par des points osseux spéciaux et qui conservent, quant à leurs lésions, leur individualité.

Tête humérale. — 1° Les balles qui, *au-dessus du cartilage du col anatomique*, atteignent la tête humérale, la *sillonnent*, la *gougent*, la *perforent* simplement ou la font éclater, ce qui est rare, mais même dans ce dernier cas, *les fragments restent en contact.*

2° Le projectile pénètre-t-il *au niveau* même *de ce col,* vers son milieu? La tête est séparée par une fissure, mais elle reste néanmoins très adhérente par les trousseaux fibreux et le périoste.

3° La pénétration a-t-elle lieu *près de la grosse tubérosité?* Celle-ci est séparée par une fissure en *coin,* à base supérieure, mais le fragment délimité est très adhérent.

4° *Au-dessous du col anatomique,* sur le *col chirurgical, la lésion est épiphyso-diaphysaire*; les fissures peuvent être étendues.

5° La *grosse tubérosité* est creusée en gouttière, perforée superficiellement, perforée en profondeur. La lésion est limitée à

cette tubérosité quand le coup de feu est antéro-postérieur.
Est-il transversal ? La *balle a suivi alors un trajet épiphyso-dia-physaire* et a déterminé sur la tête et la diaphyse la formation
d'une ou de deux grandes esquilles latérales.

6° Le petit trochanter est *abrasé*.

CAVITÉ GLÉNOÏDE. — Sur la *cavité glénoïde*, on observe des
sillons, des perforations simples ou avec fissures. Le plus sou-vent, les fragments sont maintenus en place par les insertions
de la capsule.

Diagnostic. — Les lésions de l'articulation de l'épaule,
en raison de la grande épaisseur des parties molles qui la recou-vrent et du gonflement considérable qui, parfois et très rapi-dement, s'empare de la région, doivent être diagnostiquées
surtout en tenant compte du siège des plaies et de leurs rap-ports avec les points occupés par l'extrémité humérale et la
ligne épiphyso-diaphysaire. Les atteintes de la glénoïde ne peu-vent qu'être soupçonnées si l'on n'emploie pas la radiographie.

Nous avons donné des repères très précis pour assurer le
diagnostic des lésions de l'extrémité supérieure de l'humérus :

EN AVANT : Par une pression un peu forte, on reconnaît le
bec de l'apophyse coracoïde dans le sillon deltoïdo-pectoral. De
ce bec, on fait descendre une verticale. *La limite inférieure du
col anatomique est, sur cette verticale, à un travers de doigt au-dessous de ce bec et un peu en dedans.*

Si, de la partie la plus saillante, *la plus externe de l'acromion*,
on tire une ligne qui aboutisse au point précédemment fixé, la
ligne oblique obtenue donne la *direction, le siège du col anato-mique.*

Le bras tombant verticalement, on dessine la tête humérale
arrondie au-dessus de la ligne. Le bulbe et la diaphyse sont
au-dessous.

EN ARRIÈRE : Si l'on réunit le même point acromial à *l'angle
saillant de l'omoplate*, le bras tombant verticalement, on trace
la *ligne du col anatomique*.

Sa *limite inférieure* est à *l'entrecroisement de la ligne pré-cédente* et d'une *verticale abaissée de l'articulation acromio-*

claviculaire reconnaissable à la saillie de l'extrémité externe de la clavicule.

La ligne du col tracée en arrière, on dessine, au-dessus, la tête et, au-dessous, le reste de l'humérus comme on l'avait fait en avant.

Avec ces données,, complétées par la radiographie, il est facile de reconnaître les points osseux touchés. Les connaissances anatomo-pathologiques indiquent les caractères des lésions, leur limitation ou leur extension.

Traitement. — *La conservation est de règle dans les lésions des os de l'épaule. Elle est applicable primitivement à presque tous les dégâts que déterminent les balles, même les plus excessifs.*

Ce n'est que la *gangrène confirmée* qui autoriserait une amputation.

La contention immédiate est obtenue avec une écharpe et par la fixation du bras contre le tronc. La contention ultérieure réclame l'emploi d'autres moyens, et la *gouttière* est l'un des meilleurs appareils.

Les gouttières ordinaires en fil de fer sont détestables; elles restent en équilibre instable, se déplacent, obligent le blessé à se raidir pour les retenir ou à les contenir constamment avec la main; elles ne permettent pas l'application facile des pansements. Les gouttières plâtrées à la Hennequin, la gouttière de Champenois et surtout notre *gouttière à valves*, prolongée au besoin dans certains cas en vue de recouvrir le moignon de l'épaule, sont préférables.

Certaines fractures du col chirurgical réclament l'extension, mais le cas est rare. Notre appareil, qui fait la contre-extension dans l'aisselle et l'extension sur le coude, réalise très simplement le but. On porte alors sur la partie de son bord supérieur qui répond à l'aisselle quelques entailles, on retourne régulièrement les ailerons formés du côté qui correspondra à l'aisselle et on les matelasse. Un spica de l'aisselle et du cou prenant appui sur eux fixe solidement l'appareil en haut et le rend contre-extensif. L'extension se fait sur le coude par des bandes.

Dans les plaies infectées, les phlegmons sous-deltoïdiens sont ouverts en avant par l'*incision deltoïdienne verticale antérieure* de la résection portée un peu en dehors du sillon deltoïdo-pectoral. En arrière, on peut pratiquer une incision symétrique, mais elle ne descendra pas à plus de 4 centimètres au-dessous de l'acromion pour éviter la blessure du nerf circonflexe.

Les collections axillaires sont incisées derrière le bord inférieur du grand pectoral; les collections périscapulaires le long du bord spinal de l'omoplate, et l'incision est suivie au besoin du dégagement de cet os avec le doigt.

L'ablation des esquilles intolérées s'effectue par les mêmes voies.

La *résection atypique* n'est une opération admissible qu'à la période ultérieure, en cas d'ostéite persistante.

Les graves désordres produits par les éclats d'obus peuvent imposer une *désarticulation*. On se rappellera qu'on peut désarticuler une épaule en plaçant le couteau presque juste au-dessous de l'acromion (Ledran) et qu'on obtient ainsi un très bon moignon. La désarticulation intra-scapulo-thoracique typique n'a pour ainsi dire pas d'indications.

CHAPITRE XXI

BLESSURES DES MEMBRES INFÉRIEURS

Les lésions du membre inférieur comptent, en moyenne, pour les 2/3 du nombre total des blessures (Ferraton).

BLESSURES DES PARTIES MOLLES

Avant de parler des blessures par les armes de guerre, signalons les œdèmes observés sur des hommes obligés de garder trop longtemps leurs bandes roulées, puis les *ampoules ulcérées* de la plante, de la face postérieure du pied, celles qui correspondent au tendon d'Achille, aux malléoles, excoriations si fréquentes, qu'autrefois on admettait qu'elles rendaient, au début d'une campagne, le 1/5e de l'effectif indisponible. Mal soignées, ces excoriations donnent lieu à des lymphangites réticulaires du pied, trajectives de la jambe, trop souvent suivies d'abcès, de phlegmons diffus putrides. Les médecins des corps de troupe ne sauraient trop porter leur attention sur ces accidents, que la propreté des pieds, l'usage de corps gras, l'emploi de l'alun, du formol, de l'acide picrique, de l'iode peuvent prévenir ou atténuer.

Citons encore la *cellulite péritendineuse du tendon d'Achille*, le *pied forcé*, qui n'est qu'une *fracture métacarpienne* (Pauzat).

Le pied est très fréquemment atteint par les projectiles, *aussi souvent que la cuisse*.

Les trajets sont *dorso-plantaires, planto-dorsaux, transversaux*.

Lésions des os. — ORTEILS. — Malgré leur exiguïté, les orteils n'en sont pas moins des os diaphysaires. Leur épiphyse est creusée en gouttière ou perforée. Quand la partie diaphysaire est atteinte, la gouttière et la perforation sont nettes ou prolongées de fissures. Ces lésions sont minimes, même quand elles se rencontrent sur plusieurs orteils à la fois.

Les MÉTATARSIENS sont des os longs, diaphysaires, à tissu très compact. Leurs lésions présentent, sur le corps de l'os, les caractères classiques des *fractures par contact* transversales et obliques ; elles sont fréquentes. On y trouve des *gouttières*, enfin des *perforations*, avec le type habituel à esquilles latérales. Les esquilles libres sont fines, les adhérentes ont 2, 3, 4 centimètres de long seulement.

Dans les coups de feu transversaux, plusieurs métatarsiens, surtout les métatarsiens extrêmes de la voûte, sont fracturés. La subdivision des esquilles est plus grande sur les derniers os atteints.

Les extrémités épiphysaires métatarsiennes présentent les lésions typiques, non esquilleuses, des épiphyses.

Les os DU TARSE, malgré la diversité de leurs formes, présentent des *éraflures*, des *sillons*, des *tunnellisations*, des canaux réguliers peu fissuriques et *sans esquilles* notables.

Par ses dimensions, par son architecture à fibres obliques dirigées en bas et en arrière, le *calcanéum* a des tunnellisations souvent accompagnées de fissures irradiées, rayonnantes, ou plutôt de fissures dirigées dans le sens oblique de ses fibres. Les *esquilles délimitées par ces fissures sont adhérentes* communément. Nous parlerons plus loin des lésions de l'astragale.

Diagnostic. — Le diagnostic, basé sur les rapports du trajet avec les os rencontrés, est d'ordinaire aisé pour qui connaît bien l'anatomie du pied. Il est complété ultérieurement par les aspects que reproduisent les images radiographiques.

Complications. — Les blessures du pied n'ont guère d'intérêt chirurgical que par leurs complications : l'*hémorragie*, les *corps étrangers*, les *infections*, le *tétanos*.

L'hémorragie est fournie par la *pédieuse* ou les deux *plantaires*, en particulier par l'externe, plus volumineuse et plus longue que l'interne.

La pédieuse a un trajet bien connu. Celui des plantaires l'est moins. Nous l'avons précisé et nous avons à le rappeler.

Si, sur la plante, on mène : 1° une ligne verticale d'un point situé au milieu du talon pour aboutir à l'espace interdigital qui sépare le 3ᵉ du 4ᵉ orteil, et, 2° une ligne qui part du 1/4 interne du talon pour aboutir au 1ᵉʳ espace interdigital, ces lignes donnent la direction des *deux cloisons intermusculaires, interne* et *externe*. Or ces deux cloisons délimitent ᴛʀᴏɪs *loges*, la loge externe, la loge moyenne, la loge interne.

La loge externe n'a pas de vaisseaux importants.

Dans la *loge interne* chemine la *plantaire interne*, négligeable à partir du niveau du grill métatarsien.

Dans la *loge moyenne*, la plantaire *externe* décrit une courbe à convexité externe, qui se termine à la base des métatarsiens du milieu. Il résulte de ces dispositifs que la loge externe et la région métatarsienne peuvent être traversées sans que des vaisseaux importants soient atteints et que, sous le rapport des hémorragies, seules les lésions de la loge moyenne et d'une partie de la loge interne sont à considérer.

Une incision de longueur appropriée, profonde, décollant le court fléchisseur commun des orteils, immédiatement en dedans de la cloison intermusculaire externe, dans la région tarsienne, permet de découvrir aisément la plantaire externe et de la lier. (Incision plantaire externe. Delorme.)

Une incision tarsienne en dedans de la cloison intermusculaire interne permettrait de découvrir la plantaire interne et de la lier. (Incision plantaire interne. Delorme.)

C'est à ces ligatures directes qu'un chirurgien exercé s'adressera pour mettre fin aux hémorragies plantaires. D'autres emploieront la compression immédiate après incision, ou la compression médiate sans incision, procédés d'hémostase que la richesse des anastomoses rend bien aléatoires.

Ces incisions de découverte que nous avons données, commandent toute la chirurgie des complications des blessures du pied. Ce sont elles qui mettent à nu les vaisseaux, ce sont elles qui permettent de rechercher les corps étrangers métalliques, elles aussi qui donnent issue aux phlegmons plantaires localisés presque exclusivement dans la loge moyenne, et que la mal-

propreté de la peau du pied, celle des fragments de chaus-
settes et de chaussures transportés et l'ouverture des gaines
rendent assez fréquents (balle déviée, balle de schrapnel).
C'est encore en s'aidant d'elles qu'on extrait les esquilles projetées et intolérées d'un coup de feu dorso-plantaire.

Le *tétanos* est une complication assez fréquente de ces blessures.

Traitement. — La *guérison* est la terminaison très habituelle des blessures du pied, et elle s'obtient le plus souvent
par un traitement simple : l'application d'un pansement *sec*
antiseptique iodé et l'immobilisation. Il faut s'abstenir à tout
prix de pansements humides ; au pied ils sont *pernicieux*.

Le pansement, s'il est assez épais, assure l'immobilisation. Ce
n'est que lorsque la solidité du pied est compromise par une
fracture étendue qu'on a recours à un appareil immobilisant.

Une pratique détestable et trop suivie consiste à laisser
marcher les blessés atteints de lésions osseuses du pied. On
prolonge ainsi leur cure et on les expose à des accidents. Ils
doivent s'abstenir de la marche sur le pied blessé, et cela jusqu'à une époque éloignée, ce qui ne veut pas dire que le chirurgien s'abstienne de faire exécuter au pied blessé les mouvements voulus.

L'*amputation* n'est admissible primitivement que comme
opération régularisatrice dans les très vastes délabrements
transversaux par les éclats d'obus. On simplifie le manuel
de ces opérations en considérant le pied comme formé d'un
seul os (Mayor).

Si la *conservation primitive doit être la règle*, on n'hésitera
pas, *consécutivement*, à débarrasser le blessé d'orteils déviés,
gênants, même d'un pied trop déformé, gênant pour la marche,
et dont les anastomoses tendineuses, les tarsectomies, les artho-
dèses n'auraient pu corriger les déviations (opération de Syme).

BLESSURES DU COU-DE-PIED

De l'articulation sous-astragalienne, le cou-de-pied s'étend
jusqu'à 3 centimètres au-dessus de l'interligne tibio-tarsien.

Blessures des parties molles. — Les échancrures, les perforations du tendon d'Achille, celles des tendons postérieurs et dorsaux, l'ouverture de leurs gaines, les blessures des artères tibiales antérieure et postérieure et de leurs nerfs satellites, représentent les lésions les plus intéressantes des parties molles du cou-de-pied.

Des gros éclats d'obus peuvent se loger entre le tendon d'Achille et le plan profond.

Lésions des os. — L'ASTRAGALE est *érodé, creusé en goutlière, perforé*. Dans les coups de feu antéro-postérieurs, la perforation peut s'accompagner d'une séparation de l'os en deux parties. Dans les coups de feu transversaux, le col peut être divisé. Les fissures du reste de l'os sont verticales ou radiées.

La perforation est d'ordinaire nette et, grâce à la solidité des ligaments qui prennent insertion sur trois des faces de cet os, les fragments restent en contact, alors même que les fissures sont profondes.

Sur l'EXTRÉMITÉ TIBIALE, les lésions sont rarement du type épiphysaire parce que le niveau du cartilage d'accroissement n'a qu'*un centimètre de hauteur*. En sorte que dans les perforations, lésion habituelle, des fissures s'observent souvent, sans qu'elles compliquent pratiquement le traumatisme. Ces fissures délimitent des *coins* à la périphérie de l'os ou sont radiées.

La MALLÉOLE EXTERNE est gougée, perforée. C'est à 1 centimètre au-dessus de sa base que la lésion prend le type diaphysaire ; elle est toujours simple.

Diagnostic. — Le diagnostic est en général facile, malgré un gonflement rapide et parfois considérable. Il est basé sur les rapports de la plaie avec l'article.

Traitement. — Les hémorragies des tibiales réclament la compression, puis la ligature. Les suppurations d'origine synoviale fusent facilement à la face dorsale du pied, à la face antérieure de la jambe, à la région plantaire, à la face postérieure de la jambe. Elles imposent les incisions des ligatures des tibiales ou notre incision plantaire externe.

La *conservation primitive est de règle dans les lésions osseuses du cou-de-pied par balles* et ses indications sont pour ainsi dire *absolues*.

L'immobilisation immédiate est obtenue par la chaussure, qui sera remplacée par un appareil provisoire, enfin, et au plus tôt, par une gouttière avec portion plantaire mobile, comme dans la gouttière de jambe de Raoult Deslongchamps et la nôtre. On ne conçoit guère l'emploi d'un autre appareil. En tout cas aucun ne facilite autant qu'eux la surveillance du membre, l'application des pansements et la pratique des interventions nécessaires.

La surveillance d'une région si aisément infectée que la région du cou-de-pied doit être, comme celle du pied, incessante. A la première menace de suppuration, on fera les incisions aux points indiqués.

L'*arthrite suppurée* sera combattue par des incisions antérieures verticales suivant les bords des malléoles interne et externe. Les esquilles intolérées parce qu'infectées seront enlevées par ces incisions ou par celle de l'astragalectomie.

L'*esquillotomie primitive est condamnée*.

Dans le cas où les lésions observées feraient craindre une déviation consécutive, on prolongerait l'immobilisation du pied en bonne position, c'est-à-dire en flexion non à angle droit, mais à angle un peu aigu.

La guérison des blessures du cou-de-pied par les armes à feu est très habituelle et assez facilement obtenue.

BLESSURES DE LA JAMBE

Les blessures de la jambe s'observent très fréquemment. Les fractures de jambe représentent le *quart* ou le *tiers* des fractures.

Blessures des parties molles. — De ces blessures, ne méritent d'être signalés que les *sétons étendus*, les *culs-de-sac* souvent infectés et donnant lieu à des phlegmons qu'il faut ouvrir vite sous peine de les voir diffuser, enfin les *perfora·tions* simples *de l'espace interosseux* ou avec blessure des tibiales et des nerfs.

Les coups de feu antéro-postérieurs et postéro-antérieurs ne semblent guère plus fréquents que les transversaux.

Lésions des os. — Le PÉRONÉ, à la suite de coups de feu tangentiels, présente souvent des *fractures transversales* ou *obliques*.

Le plus souvent on constate sur lui des *gouttières* et des *perforations*. Les premières sont simples, c'est-à-dire qu'elles peuvent consister en de simples encoches (échancrures des bords), ou bien elles présentent à la fois l'encoche et une fracture transversale ou oblique ou à longues esquilles.

Les *perforations* avec esquilles adhérentes de 4 à 6 centimètres et esquilles libres courtes sont habituelles.

TIBIA. — On observe sur le tibia, avec une remarquable netteté, toutes les variétés des lésions diaphysaires.

Les *contusions* sont très fréquentes. A la face interne elles sont évidentes.

Les *fissures* longitudinales sillonnent l'une des faces ou les trois faces de cet os.

Les *fractures transversales et obliques* par contact s'observent à toute hauteur, surtout au tiers inférieur.

Les *fractures par contact à grandes esquilles* se montrent avec leurs types simples ou comminutifs à toute hauteur.

De la *perforation* d'une seule paroi, on ne cite que quelques exemples.

C'est la *gouttière avec esquilles adhérentes* et surtout la *perforation de part en part* qui représentent les lésions osseuses habituelles.

Le type de la perforation est toujours le même, quelle que soit la face de l'os frappé.

Les esquilles *adhérentes* de la perforation ont souvent le tiers ou la moitié de la longueur de l'os. Les esquilles *libres* sont relativement larges et grandes. Elles ont 1, 2, 3 centimètres.

Quand l'orifice de sortie correspond à la face interne du tibia et que la balle qui a produit la lésion avait une grande vitesse, la peau éclatée présente une large brèche.

Les lésions osseuses *simultanées* du tibia et du péroné rentrent dans les types habituels. Le deuxième os frappé présente une fracture plus comminutive que le premier.

Toutes ces fractures sont sans ou avec déplacement. En général celui-ci est peu considérable.

Diagnostic. — Le diagnostic en est facile et s'établit sur les signes habituels.

Traitement. — Les *hémorragies* et les *hématomes* sont une complication fréquente (1/10e) des blessures de la jambe. La projection des esquilles n'est pas étrangère à leur fréquence puisqu'on les observe *quatre fois plus* dans les cas de fractures que dans les plaies des parties molles.

La compression à distance ou médiate est leur traitement primitif; la ligature directe, le traitement *chirurgical*. Dans l'incertitude du vaisseau postérieur atteint, on pratiquerait une incision axile qui permettra de découvrir à la fois la tibiale postérieure et la péronière. Il ne faut pas craindre de faire de grands débridements et ici, comme ailleurs, on s'attachera moins à reconnaître directement le vaisseau masqué par le sang, difficilement reconnaissable et difficile à pincer parce que sa continuité n'est pas interrompue, qu'à reconnaître le *nerf satellite*. Celui-ci trouvé, l'artère sera aisément dégagée.

Les *phlegmons* sont ouverts par les incisions des ligatures.

Ces mêmes incisions serviront pour la recherche ultérieure *des corps étrangers* profonds mal tolérés.

L'*immobilisation* est obtenue sur le champ de bataille par la fixation du membre SAIN contre le membre malade. Des fanons de paille recouverts de toile constitueraient de bons appareils provisoires.

Des appareils définitifs, en carton, plâtrés, en zinc, taillés sur le modèle de Raoult Deslongchamps, etc., les meilleurs sont, sans contredit, les *gouttières métalliques à valves*. Nous venons sur ce point d'assurer encore plus fermement qu'autrefois notre conviction. On ne saurait trop en généraliser l'emploi. Aucun autre n'est plus contentif, ne facilite autant les pansements, le rapprochement des esquilles déviées, la surveillance du membre. Nous avons été témoin de déviations déplorables de fractures traitées par les gouttières en fil de fer, à tort tant employées, et nous avons maintes fois constaté et entendu invoquer les difficultés que ces gouttières et les appareils plâtrés font éprouver dans l'application des pansements.

Les appareils à extension continue ne peuvent être que très rarement indiqués et les appareils de marche sont peu utilisables dans nos traumatismes.

Quand le péroné est seul touché, le tibia sert d'attelle.

On s'attachera à obtenir des résultats définitifs très satisfaisants, à éviter les cals à angulations en avant ou en arrière, surtout les déviations latérales, les rotations axiles, les raideurs du genou et du cou-de-pied. On aura soin de s'assurer fréquemment qu'une ligne partant du 1er espace interdigital coupe le milieu de la rotule pour atteindre le milieu de l'arcade crurale. Cette ligne est celle de la direction normale du membre.

Nous ne dirons rien des lésions nerveuses et des ostéites. L'*amputation primitive* est *contre-indiquée dans les blessures par balles*, si ce n'est en cas de gangrène confirmée.

Elle n'est admissible que comme opération de régularisation atypique d'une plaie vaste et déchirée par éclat d'obus avec lésion des vaisseaux et des nerfs.

BLESSURES DU GENOU

Le genou est compris entre un plan transversal inférieur, passant par la tubérosité tibiale antérieure, et un supérieur, coupant la cuisse à 3 travers de doigt au-dessus du bord supérieur de la rotule.

Très fréquents sont les traumatismes du genou par les projectiles (1/3 des blessures articulaires ; 3 pour 100 du chiffre total des blessures). Les plaies pénétrantes sont plus souvent observées que les non-pénétrantes.

Blessures péri-articulaires. — Ce sont surtout des plaies postérieures. La lésion des gros vaisseaux poplitéens et des gros nerfs, des sciatiques poplités en fait toute la gravité.

Les blessures des vaisseaux poplités donnent lieu à des hémorragies immédiates tout particulièrement sévères ou à des hématomes artériels qui compromettent la vitalité du membre et sont de traitement difficile.

La *compression à distance* n'arrête pas sûrement l'hémorragie ; la *compression médiate* nuit à la circulation collatérale. La *ligature directe* est le seul traitement chirurgical ; mais où et par combien pourrait-elle être exécutée ? Toutes ces conditions assombrissent singulièrement le pronostic de ces blessures.

Ces blessés, menacés de gangrène, doivent rester sur place et on doit s'attendre à pratiquer chez eux l'amputation de la cuisse à bref délai, *dès la première menace* de gangrène si on ne se sent pas capable de faire une ligature directe.

Les hématomes poplitéens sont parfois énormes. Ils envahissent le creux poplité, la jambe, la cuisse, préparant trop souvent la gangrène et le phlegmon diffus. D'autres fois la situation est tout autre, l'hématome est circonscrit, tardif (contusion artérielle). L'intervention directe doit, pour réussir, ménager les collatérales et ne pas procéder par dissection.

Les blessures du sciatique poplité *interne* qui intéressent toute son épaisseur ne compromettent pas le fonctionnement des muscles de la jambe les plus importants, et le pied, qui ne subit pas de déviation latérale, peut utilement servir même après la section de ce nerf. La marche est possible et régulière.

Les sections du sciatique poplité *externe* entraînent au contraire une gêne beaucoup plus considérable, cependant le blessé peut encore marcher avec une chaussure orthopédique (Letiévant).

Blessures articulaires sans lésions osseuses. — Assez fréquentes. Produites par une balle pénétrant sous le tendon rotulien, traversant le cul-de-sac sous-tricipital, perforant l'articulation, le genou en flexion, en pénétrant sur la ligne médiane, au-dessous de la pointe de la rotule. Ce sont là les lésions articulaires simples, les moins exceptionnelles.

Blessures articulaires avec lésions osseuses. — La ROTULE est *échancrée* sur ses bords, *gougée* sur ses faces, *per-*

forée d'avant en arrière ou transversalement, nettement ou avec fissuration. En général, il n'y a pas de solution de continuité.

Fémur. — Sur le fémur, les lésions varient suivant les points touchés.

La ligne du cartilage d'accroissement, sur cette extrémité osseuse, *correspond à la base des condyles.* De cette ligne les fibres montent verticalement, rejoignant le corps de l'os par le chemin le plus direct, le plus court. Une balle pénétrant *au-dessous* de la ligne du cartilage détermine des lésions du type *épiphysaire*; pénétrant *au-dessus*, elle produit des lésions du type diaphysaire.

Sur les condyles fémoraux la lésion consiste en des *contusions*, des *sillons*, des *perforations périphériques* avec fissuration de la coque extérieure, des *perforations plus centrales*, nettes ou avec séparation plus rare de fragments. Ces fragments sont de formes diverses, juxtaposés ou dissociés. Même dans ces cas, la lésion est d'ordinaire simple.

Pénétrant à *la base des condyles,* la balle non seulement produit un trajet perforant, mais elle détermine des fissurations qui séparent incomplètement de longs *coins externe* ou *interne*, adhérents ou mobiles, dans les coups de feu antéropostérieurs, des *coins antérieur* et *postérieur* adhérents ou mobiles dans les coups de feu transversaux.

Tibia. — Sur le tibia, *la ligne du cartilage est à un centimètre seulement au-dessous de l'interligne articulaire.* De cette ligne, les fibres osseuses descendent directement vers les faces de l'os. Les lésions sans fissuration sont donc des sillons intra-articulaires peu profonds, plus rarement des perforations. La plupart de ces dernières s'accompagnent de fissures limitant des *fragments cunéens* externe ou interne à pointe inférieure, plus ou moins adhérents, ce qui ne complique pas la lésion quand la guérison se fait sans suppuration.

Péroné. — Sur l'extrémité supérieure du péroné les lésions sont simples (érosions, gouttières, perforations). Ces dernières sont plus ou moins comminutives.

Diagnostic. — Il ne faut guère s'attendre à diagnostiquer la pénétration articulaire d'après l'écoulement de synovie. Celle-ci manque communément. C'est ainsi que nous ne l'avons relevée qu'une fois sur une dizaine de pénétrations. D'un autre côté, l'ouverture des séreuses périarticulaires y donne lieu. L'*hémarthrose*, d'apparition rapide, est un meilleur signe. Elle est habituelle. Mais ce sont les rapports du trajet parcouru par la balle avec les diverses parties des os qui le plus souvent permettent d'établir un diagnostic localiste.

Ultérieurement, la *douleur* réveillée le long des fissures ou la *saillie* des extrémités des fragments cunéens, enfin les épreuves radiographiques, apporteront leur appoint au diagnostic.

Pronostic. — Nous avons fait remarquer que l'épais coussinet adipeux qui double la synoviale assure souvent, en avant du fémur, l'occlusion des orifices osseux que les parties molles obturent en arrière. D'un autre côté, les balles actuelles, plus encore que les anciennes, écartent plutôt qu'elles ne perforent la capsule aux fibres verticales sur la rotule. Les fibres de son surtout ligamenteux, simplement séparées, obturent la plaie osseuse. Ce sont là des conditions très favorables pour la guérison spontanée. Il en est d'autres encore : c'est l'étroitesse de la plaie, la rareté de la propulsion des corps étrangers vestimentaires lorsque la balle est tirée de plein fouet, Sous ce rapport, il y a une grande différence pronostique à établir entre ces coups de feu et ceux produits par les balles déviées ou les éclats d'obus, qui entraînent si souvent des corps vestimentaires infectants.

Autrefois l'évolution septique emportait rapidement les trois quarts des blessés du genou. Les phlegmons diffus d'apparition rapide, l'arthrite suppurée avec ses fusées crurales et poplitéennes, préparaient la septicémie. L'ostéomyélite fémorale ou tibiale complétait la série des sources d'infection. Aujourd'hui, la très grande majorité de ces blessures guérit simplement. De 11 pour 100 pendant la guerre russo-turque, la mortalité est tombée à 4,5 pour 100 à Cuba. Non seulement la guérison est la règle, mais elle est obtenue le plus souvent sans perte ou sans perte notable des mouvements du genou. Ce pronostic relativement et naturellement favorable ne doit pas faire oublier toute l'attention, la grande surveillance que réclament ces blessures et la compétence qu'il faut pour les traiter.

En principe, les blessés atteints de plaies pénétrantes du genou ne devraient pas être transportés à distance et *leur articulation devrait* TOUJOURS ÊTRE IMMOBILISÉE *et recouverte d'un large pansement*, ce qu'on ne fait pas toujours.

Traitement. — Le premier pansement assurera la désinfection de la plaie et de son pourtour (application iodée); il sera occlusif et peu serré.

L'immobilisation sera rigoureuse, recherchée d'abord par la fixation du membre sain au membre blessé; ensuite elle sera obtenue par une *gouttière métallique* prenant appui sur la cuisse, d'une part, la jambe et le pied, d'autre part, et *laissant libre l'articulation du genou* pour assurer la surveillance et les pansements (gouttières à valves).

Les *hémarthroses* très volumineuses et très étendues peuvent être asséchées par la ponction ou, au besoin, par une incision *faite et maintenue* très aseptique qu'on pratique à la partie *externe* du cul-de-sac supérieur de la synoviale.

En cas d'*arthrite suppurée* (grandes oscillations de température), on *incisera latéralement* la jointure suivant les *bords interne et externe de la rotule* dans l'étendue de 8 à 10 centimètres. On lavera largement l'article avec l'eau oxygénée, on drainera par un drain transversal sans renouveler souvent le pansement.

Le *phlegmon crural* sera ouvert par une *incision externe* profonde ou *sus-rotulienne* allant presque jusqu'à l'os; le *phlegmon poplité*, par une *incision verticale médiane* ou l'*incision latérale* de Marchal de Calvi, sous le condyle interne du tibia, et les *phlegmons fémoraux*, par des profondes incisions externes.

L'arthrectomie ne nous semble guère utile et nous croyons que les excisions de ménisques, les abrasions de larges portions osseuses faites en vue d'ouvrir plus facilement le foyer osseux ne doivent plus être utilisées aujourd'hui.

Nous passons sur la recherche des *corps étrangers*, qui doit

être tardive et pratiquée très aseptiquement après repérage
exact, à moins qu'il ne s'agisse d'éclats d'obus ou de balles de
schrapnel, auquel cas l'extraction sera rapide, sinon immédiate.

L'*amputation* sera réservée primitivement aux cas de gangrène et consécutivement à ceux d'arthrite infectieuse très
grave non modifiée par l'arthrotomie. La *résection* ne doit être
employée qu'à la période tardive ; ses indications sont exceptionnelles.

BLESSURES DE LA CUISSE

La région de la cuisse s'étend d'un plan transversal tracé à
trois travers de doigt du bord supérieur de la rotule à une
ligne horizontale prolongeant en avant et en dehors le pli de la
fesse, l'ischion.

Les blessures de la cuisse sont très fréquentes.

Blessures des parties molles. — Les balles produisent
sur la cuisse toutes leurs variétés de lésions jusqu'aux longues
enfilades. Les éclats d'obus y déterminent parfois d'énormes
dégâts. L'intérêt de ces traumatismes réside surtout dans les
complications vasculo-nerveuses.

Les artères sont ici nombreuses et très volumineuses, aussi
leurs hémorragies sont-elles des plus graves. C'est la fémorale
et sa branche principale, la fémorale profonde ; ce sont les
musculaires, les perforantes ; c'est l'ischiatique ; puis ce sont les
grosses veines, la fémorale, la saphène interne, qui donnent
du sang. Dans les grands espaces celluleux de la cuisse, se
développent rapidement des hématomes volumineux.

La compression et la ligature sont les traitements des hémorragies immédiates ou retardées.

Le *sciatique*, en raison de ses dimensions, n'est point sectionné par les balles, mais il est *échancré, perforé*, quand il
n'est pas *contus*.

Des *corps étrangers* volumineux restent communément logés
dans la cuisse. A noter ceux qui proviennent des poches du
blessé. Des incisions directes permettent d'extraire aisément
ces corps étrangers quand on les a reconnus, ce qui, en l'absence
de radiographies, n'est pas le plus souvent facile.

Le *phlegmon diffus*, la *gangrène gazeuse* ne sont pas rares à la cuisse. Ils sont très souvent provoqués par l'infection des schrapnels ou des éclats d'obus. Aussi l'extraction de ces projectiles doit-elle être pratiquée le plus tôt possible.

Lésions osseuses. — Sur le fémur on observe communément les lésions diaphysaires les plus typiques : ce sont des *contusions*, des *fissures*, des *fractures par contact*, des *gouttières*, des *perforations d'une paroi osseuse*, des *perforations de part en part*, des *abrasions*.

La *contusion* est fréquente et le plus souvent méconnue, comme les *fissures*, qui sont d'ordinaire très longues.

Les *fractures* par *contact*, *transversales* et *obliques*, directes ou indirectes, c'est-à-dire constatées à distance du point osseux frappé ne sont pas rares. On les observe surtout au 1/4 supérieur ou au 1/3 inférieur.

Les *fractures par contact à grandes esquilles* montrent des esquilles d'étendue considérable (8, 10, 12, 15, 20 centimètres). Elles donnent lieu à une crépitation « effrayante », mais non multipliée, quand elles sont séparées des fragments. Ces fractures guérissent très simplement.

Les types *comminutifs* des fractures par contact se rencontrent à la cuisse comme les types simples.

Les *gouttières* s'accompagnent souvent de fractures obliques.

Les *perforations* d'une paroi sont rares.

Les *fractures par perforation de part en part* constituent la *lésion osseuse très habituelle*. Les esquilles adhérentes ont de 8 à 12 centimètres ; les esquilles libres sont souvent encore de dimensions relativement grandes (2, 3, 4 centimètres).

Ces esquilles sont sédentaires ou projetées.

C'est sur le fémur comme sur le tibia, qu'à courte distance, on observe les *fractures explosives* avec très large orifice de sortie.

Traitement. — Considérées pendant longtemps comme imposant l'amputation du membre, les fractures du fémur par balles sont aujourd'hui TOUTES *passibles de la conservation, quel qu'en soit le type, quelque étendus et complexes que soient la comminution osseuse et les désordres des parties molles.*

L'immobilisation *primitive*, immédiate, est obtenue au poste de secours, à l'ambulance, par la *fixation du membre* SAIN *au membre blessé* par des lacs appliqués au niveau des cous-de-pied, au-dessus et au-dessous des genoux.

Les *fracturés du fémur doivent être considérés comme des intransportables à grande distance, primitivement*. Au cours du transport les déplacements s'accusent et s'aggravent, le blessé éprouve des douleurs qui sont suivies de réactions musculaires, les pansements sont aisément souillés par l'urine et les matières fécales. Traversés par le sang, ils s'infectent rapidement.

Utilisées comme appareils définitifs, les *gouttières en fil de fer* immobilisent mal. Convexes, elles provoquent des courbures du cal et rendent difficiles les pansements. Elles sont à rejeter.

Les *appareils plâtrés* immobilisent bien, mais très souvent ils rendent difficile l'application des pansements.

Les *gouttières métalliques à valves* suffisent communément et rendent les meilleurs services. Quand l'extension est nécessaire, elles la réalisent, et voici comment : la contre-extension se fait sur l'ischion. Sur lui portent des lamelles de zinc recourbées sur elles-mêmes que des incisures multipliées, pratiquées sur le bord supérieur de la gouttière, ont permis de délimiter. Des bandes abdominales prenant appui à la fois sur les lames recourbées et matelassées et sur un prolongement extérieur de l'appareil assurent la fixité de la contre-extension. L'extension s'obtient par la traction de bandes sur le pied. Jamais nous n'avons traité nos fracturés de la cuisse par un autre appareil et nous lui avons dû de bien beaux et constants succès.

Nous venons d'employer nos *gouttières à valves* sur une série continue de 25 fractures de la cuisse par coups de feu des plus graves avec, chez la plupart, des plaies larges, des rotations avec déformations angulaires et des raccourcissements atteignant chez certains 8 centimètres. L'application en fut rapide, la contention fut régulière, avec disparition du raccourcissement, et les pansements furent aisés, quel qu'ait été le siège des plaies.

Beaucoup emploient l'appareil à extension de Tillaux, celui de Hennequin. Ils établissent une sorte d'équation rigide entre l'emploi de ces appareils et nos fractures ; bien à tort, car celles-ci, assez souvent, sont sans déplacement axile notable. Ces appareils nous sembleraient plus recommandables dans les fractures avec déplacement axile. Mais pour nous, *ils sont inférieurs à la gouttière, parce qu'ils ne permettent pas de rapprocher d'une façon continue* ET AUSSI SURE *les grandes esquilles de leurs fragments*, indication fondamentale dans la pratique de la chirurgie de guerre, enfin parce qu'avec eux les pansements ne sont pas si faciles.

Il y a avantage à combiner l'immobilisation avec un *traitement complémentaire*.

Dans les fractures de cuisse, nous *constipons* le blessé pendant 8 à 10 jours (extrait gommeux d'opium, laudanum), puis nous le faisons aller à la selle (lavements huileux) pour le reconstiper pendant le même temps. Après une nouvelle selle, nous le reconstipons au besoin une troisième fois.

Pendant la durée de la constipation, qui dure le temps que met la fracture à se consolider en partie, nous le soumettons au *régime carné* presque exclusivement.

Cette constipation est bien supportée par des hommes jeunes, sains ; elle n'est suivie d'aucune élévation de température, et elle a le grand avantage de faire disparaître les ennuis d'une surveillance très difficile à obtenir, de supprimer les mouvements, de prévenir la souillure des pansements et de l'appareil ; enfin, elle rend plus facile l'obtention des consolidations régulières.

Dans les fractures du tiers supérieur, il peut être nécessaire d'exercer la traction en *abduction*, mais cette position ne nous semble pas devoir être maintenue.

Certains appareils compliqués employés dans la pratique commune nous semblent peu utilisables *et la méthode sanglante surtout est à éviter*. Elle complique le traumatisme, et les pointes sont de pénétration et d'appui difficiles sur des esquilles mobiles.

On s'évertuera à perfectionner les résultats définitifs en mobilisant, à temps, le pied, le genou, ce que l'emploi de la gouttière à valves rend facile ; on évitera les cals difformes produits par la rotation du pied, la mauvaise coaptation des fragments et des esquilles. Les pseudarthroses seront en grande partie prévenues si l'on repousse la pratique de l'esquillotomie et si on n'abuse pas de l'extension, surtout dans les foyers très comminutifs.

Une fracture guérie avec raccourcissement faible ou moyen, mais en bonne position axile fait honneur au chirurgien qui l'a soignée.

En cas de suppuration abondante du foyer, il faut se hâter de pratiquer l'*ablation des esquilles libres* qu'on avait *conservées primitivement.* Rappelons QUE CELLES-CI RÉPONDENT AU CANAL DE SORTIE.

BLESSURES DE LA HANCHE

La hanche comprend la région inguino-crurale en avant, la région fessière en arrière et profondément l'articulation coxo-fémorale.

Les lésions articulaires de la hanche comptent pour 5,8 pour 100 des blessures articulaires.

Blessures des parties molles. — Dans cette région charnue, les *sétons* sont étendus, les *culs-de-sac* parfois compliqués de *corps étrangers* volumineux. Les gros éclats de projectiles creux produisent sur la fesse et l'aine des plaies déchirées de grandes dimensions. Nous en avons vu qui intéressaient toute une fesse.

Les hémorragies de l'*aine* sont particulièrement graves. L'artère et la veine crurale sont d'accès facile, bien repérées qu'elles sont. Leur *ligature directe* est le traitement *chirurgical* de choix à suivre en cas d'hémorragie due à leurs perforations latérales ou centrales, comme la compression directe est le traitement primitif, préparatoire. Il sera définitif par nécessité entre les mains de quelques-uns.

Les blessures des artères de la *fesse* sont redoutables. Nous en avons observé quelques cas. La grande incision classique de la fessière permettrait à la fois de préciser un diagnostic différentiel difficile et d'assurer pour le mieux leur traitement *chirurgical.* La compression immédiate, après débridement de la plaie extérieure, serait un pis aller. Le tamponnement ne doit pas être maintenu longtemps, car il expose au phlegmon diffus, putride.

Nous n'avons rien à dire de spécial des hématomes et anévrysmes cruraux et fessiers et des blessures du nerf sciatique.

Lésions osseuses. — Les ouvertures de la capsule sans lésion osseuse sont exceptionnelles et impossibles à diagnostiquer.

Fémur. — La ligne du *cartilage d'accroissement de la tête fémorale se confond avec le col anatomique.*

Une autre ligne cartilagineuse, *oblique en bas et en dehors, passe à la base du grand trochanter et sépare cette base* du reste de l'os.

Le petit trochanter est, au point de vue de sa constitution osseuse, surajouté au reste du fémur.

Le *col chirurgical* a comme limites : en haut le col anatomique, en bas la ligne bitrochantérienne. Ses fibres, *que suivent les traits fissuriques*, se divisent en deux faisceaux : l'un, interne, large en haut, qui de la tête fémorale va aboutir au petit trochanter qu'il embrasse; l'autre, externe, à base correspondant à la tête fémorale, dont les fibres, les unes horizontales en haut, les autres obliques en bas, gagnent la base du grand trochanter et se prolongent au-dessous de lui.

1° La tête fémorale est *érodée, gougée, perforée*. Ces lésions sont simples communément et le col anatomique oppose une barrière à la propagation fissurique. La cavité cotyloïde, son bourrelet, le ligament rond, la capsule retiennent les fragments libres.

2° Les balles qui pénètrent *au niveau* du col anatomique le *gougent*, le *perforent* et, dans ce dernier cas, peuvent décapiter la tête incomplètement ou complètement par une fissure *sous-périostée*. Il n'y a pas de séparation primitive.

3° Sur le col chirurgical, les balles laissent des *échancrures* simples ou produisent des *perforations* soit simples, soit irradiées par des traits fissuriques. De ces perforations avec fissures, la plus remarquable est celle dans laquelle l'*éperon fémoral* est séparé. Cet éperon représente un coin osseux qui comprend la tête fémorale, la moitié ou le tiers interne du col chirurgical et le petit trochanter. (Delorme.)

4° *Au-dessous de la ligne bitrochantérienne,* les lésions sont du type *diaphysaire.* Les fissures sont celles des grandes esquilles diaphysaires.

Les fractures avec solution de continuité du col chirurgical sont bien plus rares que celles qui ne s'accompagnent pas de solution de continuité.

5° Le GRAND TROCHANTER est *érodé, sillonné, perforé*; le PETIT TROCHANTER, *gougé, abrasé.* Ces lésions sont limitées.

6° Le REBORD COTYLOÏDIEN est *érodé, sillonné.* La lésion est encore limitée et simple.

7° Quand le GRAND TROCHANTER ET LE COL CHIRURGICAL sont pénétrés de *dehors en dedans,* il y a tendance à la séparation de l'extrémité fémorale en *un coin* ou en *deux coins* latéraux incomplets, à pointe inférieure diaphysaire, toujours adhérents.

Diagnostic. — Le diagnostic des lésions osseuses de la hanche ne saurait s'établir sur la mobilité anormale, sur la position vicieuse du membre, sur le raccourcissement, l'écoulement de synovie ou le gonflement de la région. Ces signes manquent souvent. Les douleurs localisées réveillées par la pression sont un bon signe de présomption. Il serait condamnable de rechercher la mobilité anormale et la crépitation. Ce sont les *rapports de la plaie avec la région occupée par l'article* qui servent surtout de guide, et les repères que nous avons donnés permettent d'assurer facilement le diagnostic.

a) 1° Qu'on divise en *trois parties égales* la *ligne fallopienne,* c'est-à-dire l'espace compris entre l'épine iliaque antérieure et supérieure et l'épine du pubis. Les deux points du segment moyen donnent *en haut* les limites de l'article;

2° En *bas,* ces limites sont établies par le grand et le petit trochanter. Le bord supérieur du grand trochanter se trouve aisément. Le petit trochanter correspond *au milieu* de la face antérieure de la cuisse sur une ligne horizontale qui prolonge en dehors l'ischion aisément senti ou, si l'on veut, sur la ligne qui prolonge en dehors la partie interne du pli fessier.

3° Qu'on réunisse par deux courbes, la supérieure concave en haut, l'inférieure concave en bas, les deux points limites du segment moyen de l'arcade de Fallope au grand trochanter d'une part, au petit trochanter de l'autre, on aura ainsi tracé l'aire de la tête, du col anatomique et du col chirurgical fémoral EN AVANT.

b) EN ARRIÈRE, on arrive au même résultat de la façon suivante : 1° on trace une ligne qui joint à l'ischion le point le plus saillant et *le plus extérieur* de la crête iliaque.

2° On détermine l'emplacement du petit trochanter. Il répond à la partie moyenne de la face postérieure de la cuisse sur la ligne horizontale qui part de l'ischion.

3° On recherche d'un autre côté le bord saillant du grand trochanter.

4° Si, à *un travers de doigt au-dessus du bord supérieur du grand trochanter*, on mène une horizontale, au point de rencontre de cette ligne et de la ligne oblique ilio-ischiatique tracée se trouve la *limite supérieure de la tête*. La limite *inférieure* de cette tête répond à la rencontre d'une ligne horizontale menée à un travers de pouce *au-dessous* du niveau du bord supérieur du grand trochanter avec la ligne oblique ilio-ischiatique.

Les points limites de la tête fémorale ainsi repérés sont réunis ensuite par des lignes courbes au grand et au petit trochanter.

Ainsi est déterminée, avec une exactitude suffisante, l'aire postérieure de la tête, du col anatomique et du col chirurgical. La ligne bitrochantérienne fixe ce qui appartient à l'os épiphysaire, en haut, et à l'os diaphysaire, en bas.

La radiographie fournira ultérieurement des renseignements très précieux pour le diagnostic, surtout dans les cas de lésions épiphyso-diaphysaires.

Pronostic. — Le pronostic des coups de feu de la hanche avec lésion osseuse était autrefois des plus sévères. Pendant la guerre de Sécession, la mortalité avait été de 84,7 pour 100 ; pendant la guerre Franco-allemande de 79,7 pour 100. Pendant la guerre de Cuba elle descendit à 33 pour 100, et pendant celle du Transvaal à 28,6 pour 100.

C'était l'arthrite suppurée de l'articulation qui amenait la mort des blessés, et ceux qui, trop rares, guérissaient, avaient une articulation ankylosée. Aujourd'hui la guérison est fréquente et la mobilité de l'article souvent conservée.

Cependant les accidents infectieux s'observent toujours et les hématomes volumineux, les corps étrangers, le voisinage recto-vésical en favorisent l'apparition.

Le pronostic des coups de feu de la hanche est influencé par celui des complications, en particulier par les hémorragies graves.

Certaines conditions nous semblent atténuer le pronostic : l'atteinte de l'articulation par une balle tirée de plein fouet, à grande distance, laquelle détermine des lésions minimes ; l'absence d'une plaie postérieure, si aisément infectée. Dans les lésions osseuses postérieures, le col fémoral est libre en grande partie, l'infection communiquée est plus facile si le trajet est largement ouvert. Dans les plaies antérieures en culs-de-sac, la capsule épaisse, dont les fibres ont été écartées, met dans une certaine mesure obstacle à l'infection.

Traitement. — *Les fracturés de la hanche sont des intransportables à distance.*

L'*immobilisation immédiate* est obtenue par le rapprochement des deux membres inférieurs. Ce mode d'immobilisation provisoire peut encore servir comme moyen définitif quand il n'y a pas de solution de continuité osseuse.

Pour immobiliser la hanche, on a proposé le décubitus sur une planche rembourrée, dans une gouttière de Bonnet ; puis l'emploi de l'attelle de Smith, qui prend appui sur toute la face antérieure de ce membre, les attelles externes de Desault et d'Isnard, les vastes appareils plâtrés, enfin les appareils à extension. Nous ne croyons pas que les premiers de ces appareils soient nécessaires. Il n'y a pas d'assimilation à faire entre les lésions par coup de feu et les fractures communes, et, d'un autre côté, *l'extension expose à la séparation des frag-ments*. En règle générale, nous pensons que la *réunion des deux membres inférieurs peut suffire*.

Pour éviter tout déplacement des fragments et les douleurs inséparables des mouvements qu'imposent les évacuations alvines, nous *constipons* nos fracturés de la hanche, comme nous le faisons pour les fracturés de cuisse.

Le pansement devra être large, dépasser de beaucoup les limites de la région; pour le moins, se prolonger jusqu'à la rainure interfessière et rester bien fixé. Or, que de pansements réalisent actuellement ces conditions! Pour les obtenir, il faut qu'une compresse large, appliquée à la Mayor, prenant appui sur des circulaires abdominaux ou sur un bandage de corps et, en bas, sur des circulaires cruraux, compresse consolidée par un spica, recouvre un large matelas de matériel aseptique. Mais nous demandons plus et nous conseillons de suivre notre pratique qui consiste à recouvrir toutes les régions : abdominales inférieures, crurales, fessières et périnéales. La constipation du blessé nous y autorise et les soins du blessé sont de ce fait bien simplifiés.

L'extraction immédiate d'esquilles libres n'est pas nécessaire. Par contre, dans un foyer infecté, elle peut s'imposer; bien plus, à l'ablation d'esquilles libres on pourra se trouver, dans ces cas, dans l'obligation de joindre celle de fragments osseux de la tête séparée, voire d'une partie du col chirurgical (éperon). On doit être ménager de ces ablations, ne les pratiquer qu'à bon escient, poussé par la nécessité. A fortiori, *on ne doit point rechercher la résection typique*.

L'incision *antérieure* de Hueter, en dehors des vaisseaux fémoraux, conduit bien et directement sur l'article, sur la tête et le col fémoral. En *arrière*, une incision suivant la direction des fibres du grand fessier permettrait de découvrir la tête, le col et le grand trochanter et, au besoin, le cotyle. Le difficile n'est point de découvrir l'article, c'est d'enlever des fragments en partie adhérents. On procédera par dégagements successifs.

On ne doit pas réséquer au-dessous de la ligne bitrochantérienne en aucun cas. Le résultat est déplorable.

Les *phlegmons* sont abordés en *avant* par l'incision de la ligature de la crurale, en *arrière* par l'incision fessière.

La *désarticulation* primitive de la hanche est contre-indiquée dans les lésions par balles non compliquées. Elle peut être réclamée par la gangrène ou par des abrasions presque totales produites par les gros éclats d'obus avec dilacération des vaisseaux et des nerfs, postérieurement par des ostéomyélites fémorales. La raquette antérieure, avec ligature préalable de l'artère, est le procédé de choix.

STATISTIQUE MÉDICALE DE L'ARMÉE

NOMENCLATURE NOSOLOGIQUE GÉNÉRALE

SECTION XIII

Lésions traumatiques des parties molles et fractures
(1 et 4, p. 47 et 50).

Lésions des régions du crâne.

300

- *a)* Lésions du cuir chevelu ;
- *b)* Lésions de l'encéphale et de ses enveloppes (commotion cérébrale sans fracture) ;
- *c)* Lésions de l'oreille et de ses cavités.

539

Fractures du crâne :
- *a)* De la voûte ;
- *b)* De la base.

Lésions des régions du rachis.

301

- *a)* Lésions des parties molles superficielles ;
- *b)* Lésions de la moelle épinière et de ses enveloppes (hématorachis et commotion de la moelle sans fracture).

340

Fracture de la colonne vertébrale.

Lésions de la face (globes oculaires exceptés).

302

- *a)* Lésions des parties molles superficielles ;
- *b)* Lésions de la cavité orbitaire et de son contenu (à l'exclusion de l'œil) ;
- *c)* Lésions des fosses nasales et de leurs annexes ;
- *d)* Lésions de la cavité buccale et de ses organes.

341

Fracture des os de la face (non compris le maxillaire inférieur).

342

Fracture du maxillaire inférieur.

Lésions des globes oculaires.

303

- *a)* Sans altération de l'acuité visuelle ;
- *b)* Avec diminution partielle de l'acuité visuelle ;
- *c)* Avec perte totale de la vision des deux yeux (cécité absolue).

Lésions du cou.
304 . . . .
- *a*) Lésions des téguments, muscles et tendons;
- *b*) Lésions des principaux vaisseaux et nerfs;
- *c*) Lésions des organes.

Lésions du thorax.
505 . . . . —.
- *a*) Lésions des parois;
- *b*) Lésions de la cavité thoracique et de ses organes.

343 . . . . Fractures des côtes et du sternum.

Lésions de l'abdomen.
506 . . . .
- *a*) Lésions des parois;
- *b*) Lésions de la cavité abdominale et de ses organes.

Lésions de la région lombaire.
307 . . . .
- *a*) Lésions des parois;
- *b*) Lésions des organes profonds (rein, bassinet, vaisseaux et nerfs).

Lésions du bassin.
508 . . . .
- *a*) Lésions des parois;
- *b*) Lésions de la cavité pelvienne et de ses organes.

344 . . . . Fracture du bassin.

Lésions du périnée, du scrotum et du pénis.
309 . . . .
- *a*) Lésions des téguments et des parties molles superficielles;
- *b*) Lésions des organes (urètre, cordon, testicule).

Lésions de l'épaule et de la région claviculaire.
310 . . . .
- *a*) Lésions des téguments, des muscles et tendons;
- *b*) Lésions des principaux vaisseaux et nerfs;
- *c*) Lésions articulaires (autres que les entorses et les luxations).

345 . . . . Fracture articulaire de l'épaule.
346 . . . . Fracture de la clavicule.

Lésions du bras.
311 . . . .
- *a*) Lésions des téguments, des muscles et tendons;
- *b*) Lésions des principaux vaisseaux et nerfs.

347 . . . . Fracture du bras.

Lésions du coude.
312 . . . .
- *a*) Lésions des téguments, des muscles et tendons;
- *b*) Lésions des principaux vaisseaux et nerfs;
- *c*) Lésions articulaires (autres que les entorses et les luxations).

348 . . . . Fracture articulaire du coude.

Lésions de l'avant-bras.
313 . . . .
    a) Lésions des téguments, des muscles et tendons ;
    b) Lésions des principaux vaisseaux et nerfs.

349 . . . . Fracture de l'avant-bras.

Lésions du poignet.
314 . . . .
    a) Lésions des téguments, des muscles et tendons ;
    b) Lésions des principaux vaisseaux et nerfs ;
    c) Lésions articulaires (autres que les entorses et les luxations).

350 . . . . Fracture de l'extrémité inférieure du radius.

Lésions de la main et des doigts.
315 . . . .
    a) Lésions des téguments, des muscles et tendons ;
    b) Lésions des principaux vaisseaux et nerfs ;
    c) Lésions articulaires (autres que les entorses et les luxations).

351 . . . . Fracture du carpe, du métacarpe et des doigts.

Lésions de la hanche.
316 . . . .
    a) Lésions des téguments, des muscles et tendons ;
    b) Lésions des principaux vaisseaux et nerfs ;
    c) Lésions articulaires (autres que les entorses et les luxations).

352 . . . . Fracture articulaire de la hanche.

Lésions de la cuisse.
317 . . . .
    a) Lésions des téguments, des muscles et tendons ;
    b) Lésions des principaux vaisseaux et nerfs ;

353 . . . . Fractures de la cuisse.

Lésions du genou.
318 . . . .
    a) Lésions des téguments, des muscles et tendons ;
    b) Lésions des principaux vaisseaux et nerfs ;
    c) Lésions articulaires (autres que les entorses et les luxations).

354 . . . . Fracture de la rotule.

355 . . . . Autres fractures articulaires du genou.

Lésions de la jambe.
319 . . . .
    a) Lésions des téguments, des muscles et tendons ;
    b) Lésions des principaux vaisseaux et nerfs,

356 . . . . Fracture de la jambe.

Lésions du cou-de-pied.

520 . . . .
- *a*) Lésions des téguments, des muscles et tendons ;
- *b*) Lésions des principaux vaisseaux et nerfs ;
- *c*) Lésions articulaires (autres que les entorses et les luxations).

557 . . . . Fracture malléolaire du cou-de-pied.

Lésions du pied et des orteils.

321 . . . .
- *a*) Lésions des téguments, des muscles et tendons ;
- *b*) Lésions des principaux vaisseaux et nerfs ;
- *c*) Lésions articulaires (autres que les entorses et les luxations).

558 . . . . Fracture de l'astragale et du calcanéum.

559 . . . . Fracture du tarse antérieur, du métatarse et des orteils.

SPÉCIMENS
D'OBSERVATIONS

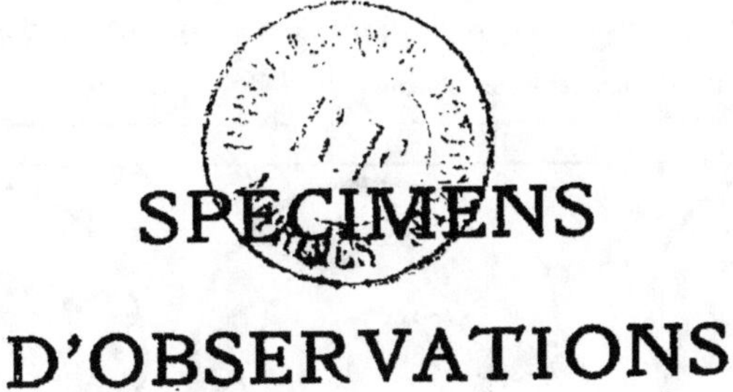

Nom du Médecin : ....

SPÉCIMEN D'OBSERVATION DE BLESSURE CRANIO-CÉRÉBRALE [1]

Hôpital de .... *Date de l'entrée* .... *de la sortie* ....
Nom et prénoms .... *âge* .... *grade* .... *Régiment* ....
Né à .... *Département* .... *se retire à* ....
Nature du projectile : balle de fusil, de schrapnel, éclat d'obus, armes blanches.
Blessé à .... *à la distance de* ....
Plaie non pénétrante du crâne : contusion, fêlure, dépression, sillon superficiel.
Plaie pénétrante : gouttière profonde, perforation en cul-de-sac, perforation double tangentielle, perforation double ou de part en part.
SIÈGE DE LA BLESSURE : Régions : frontale *droite, gauche*; pariétale *d, g*; temporale *d, g*; occipitale *d, g* (préciser le siège sur la figure).
Coups antéro-postérieurs, transversaux, verticaux, obliques.
Caractère des orifices cutanés et osseux ....

État de la coiffure ....
Durée du séjour sur le champ de bataille ....
Premier pansement ....
TRANSPORTS .... Comment ils ont été supportés? ....

	SYMPTOMES GÉNÉRAUX	SYMPTOMES SPÉCIAUX		
		Région frontale.	Temporo-pariétale.	Occipitale.
ÉTAT ANTÉRIEUR ET ACTUEL.	Écoulement de liquide céphal.-rach.	Troubles intellectuels.	Troubles moteurs et sensitifs.	
	Issue de matière cérébrale.	— mémoire.	Aphasie.	
	Perte de connaissance, hébétude.	— caractère.		
	Douleurs { Côté correspond. à lésion. { Côté opposé.			
	Vomissements, respir. pouls lents.		Troubles visuels et auditifs.	Troubles visuels et auditifs.
	Signes de { Commotion. { Compression. { Contusion.	Pas de troubles.	Pas de troubles.	Pas de troubles.
COMPLICATIONS.	Abcès .... Méningo-encéphalite .... Hernie .... Corps étrangers (radiog.)			

TROUBLES CONSÉCUTIFS ....
Observations particulières ....

Nom du Médecin : ....

SPÉCIMEN D'OBSERVATION DE PLAIE DE POITRINE (Plaie du Poumon) (¹)

Hôpital de .... Date de l'entrée .... de la sortie ....
Nom et prénoms .... âge .... grade .... Régiment ....
Né à .... Département .... se retire à ....
Blessé à .... Distance approximative ....
Nature du projectile : balle de fusil, de schrapnel, éclat d'obus, armes blanches.

| *Plaie non pénétrante :* | *Plaie pénétrante* (périphérique, plein poumon, centrale) : |

Caractères et siège { Sillon. | Dimensions de l' { orifice d'entrée cutané ....
de la blessure. { Cul-de-sac. | — de sortie ....
{ Séton. | Direction du trajet ....

État des vêtements : Perte de substance à l'entrée, dimensions ....
Durée du séjour sur le champ de bataille ....
Premier pansement au bout de .... ; 2ᵉ pansement au bout de ....
Évacuations successives ....
Comment elles ont été supportées ....
État actuel, marche ....

Symptomes observés { Crachement de sang ....
ou relevés. { Hémoptysie ....
{ Hémorragie intérieure, hémothorax ....
{ Traumatopnée ....
{ Emphysème ....
{ Hémo-pneumothorax ....

Suites . . . . . . { Pleurésie ....
{ Pneumonie ....
{ Corps étrangers (radiogr.) ....

Traitements ....
Hospitalisations successives, où ? ....
Noms des chirurgiens ....
Résultats ....

Plaie Thoraco-abdominale

Siège précis de la blessure (compter les espaces ou les côtes) ....
Signes thoraciques ; se reporter ci-dessus ....
— abdominaux (voir obs. plaie abdomin.). Joindre une feuille de plaie abdominale ....
Suites ....
Traitement ....

Plaies des deux Cavités thoraciques

Particulièrement intéressantes à cause de leur rareté.
Prendre observation détaillée.
Siège des plaies précis ....

Plaies du Péricarde et du Cœur

Exceptionnelles. Observation détaillée. ....

1. *Supprimer les mots inutiles. Prendre trois exemplaires d'observation en s'aidant du papier à décalque : un pour le blessé, un pour le chirurgien, un pour le Service de santé. Compléter au besoin l'observation au verso.*

Nom du Médecin : ....

SPÉCIMEN D'OBSERVATION DE PLAIE DE L'ABDOMEN(¹)

Hôpital de .... *Date de l'entrée* .... *de la sortie* ....

Nom et prénoms .... *âge* .... *grade* .... *Régiment* ....

Né à .... *Département* .... *se retire à* ....

Nature du projectile : balle de fusil, de schrapnel, éclat d'obus, armes blanches.

Blessé à .... *Distance approximative* ....

   Plaie non pénétrante :   *Plaie pénétrante :*

CARACTÈRES ET SIÈGE { Sillon.   Dimensions de l' { orifice d'entrée cutané ....
DE LA BLESSURE. { Cul-de-sac.   — de sortie ....
{ Séton.   Direction du trajet ....

État des vêtements : Perte de substance à l'entrée, dimensions ....

État de vacuité ou de réplétion des organes creux au moment de la blessure :

    Estomac . . { Le blessé avait-il mangé? ....

    Intestin. . . {   —   s'était-il exonéré? ....

    Vessie . . . {   —   avait-il uriné? ....

Durée du séjour sur le champ de bataille ....

DURÉE DE LA DIÈTE de boisson .... ; d'aliments ....

Premiers pansements : nature ....

Mode de transport immédiat ....

Transports successifs ....

Organes traversés ....

SYMPTOMES PRÉSENTÉS ....

COMPLICATIONS. { Hémorragies
{ Corps étrangers ....
{ Péritonite, etc. ....

TRAITEMENT : Expectation. Opération de Murphy. Laparotomie ....

Résultats ....

Hospitalisations successives ....

Noms des chirurgiens ....

ORGANES CONTENUS DANS CHACUNE DES NEUF RÉGIONS DE L'ABDOMEN

Hypocondre droit.	**Épigastre.**	**Hypocondre gauche.**	
Thorax. Foie (voies biliaires). Veines porte et cave in- férieure. Rein droit.	Estomac. Pancréas. Arrière-cavité des épi- ploons. Lobe gauche du foie. Tronc cœliaque.	Thorax. Rate. Rein gauche.	SCHÉMA DES NEUF RÉGIONS ABDOMINALES
Flanc droit.	**Région ombilicale.**	**Flanc gauche.**	
Côlon ascendant et son angle supérieur. Duodénum.	Épiploon. Masse de l'intestin grêle. Mésentère. Côlon transverse.	Côlon descendant.	
Fosse iliaque droite.	**Hypogastre.**	**Fosse iliaque gauche.**	
Cæcum. Vaisseaux iliaques. Nerf crural. Bassin.	Cavité de Retzius. Vessie pleine. Rectum. Aorte, veine cave infé- rieure. Rachis, sacrum.	S iliaque. Vaisseaux iliaques. Nerf crural. Bassin.	

1. Supprimer les mots inutiles. Prendre trois exemplaires au moins en s'aidant du papier à décalque : un pour le blessé, un pour le chirurgien, un pour le Service de santé. Compléter au besoin l'observation au verso.

Nom du Médecin : ....

SPÉCIMEN D'OBSERVATION DE BLESSURE DE LA CONTINUITÉ D'UN MEMBRE [1]

MEMBRE A UN OS : CUISSE, BRAS; A DEUX OS : JAMBE, AVANT-BRAS

Hôpital de .... Date de l'entrée .... de la sortie ....

Nom et prénoms .... âge .... grade .... Régiment ....

Né à .... se retire à .... Département de ....

Blessé à .... distance de .... le ....

Nature du projectile : balle de fusil, de schrapnel, éclat d'obus, armes blanches.

Se tenir exactement dans les limites anatomiques des régions indiquées dans le Précis.

DISTINGUER les	BLESSURES DES PARTIES MOLLES. blessures isolées ou combinées.	Contusion . . . . Sillon . . . . . . Plaie en cul-de-sac. Séton	Trajet direct . . — oblique. . — d'enfilade.	....
	BLESSURES DES OS.	cuisse .... bras .... avant-bras . . . . { cubitus .... radius .... jambe . . . . . . { tibia .... péroné		

SIÈGE DES ORIFICES CUTANÉS. (d'entrée. { Cutané ....

DIMENSIONS DES ORIFICES .... { Cutané ....

NATURE DE LA LÉSION OSSEUSE.	Fracture par contact . .	1er type .... 2e — .... 3e — .... 4e — .... 5e —	Non comminutif ou Comminutif.
	Fracture par perforation unique ou double . .	1er type .... 4e type .... autres types	Non comminutif ou Comminutif.
	Fracture par gouttière .	....	

SIGNES très précis (très importants { Généraux ....
à titre documentaire). { Particuliers ....

Joindre au verso de la feuille d'opération, sinon les épreuves, au moins les diagrammes de l'examen radioscopique pris tous les 10 jours après le début de la fracture, autant que possible, et cela jusqu'à la période de consolidation complète.

ÉVOLUTION : Aseptique, Septique atténuée, Septique grave.

COMPLICATIONS IMMÉDIATES : Hémorragies, Gangrène (traumatique, gazeuse), Corps étrangers, Ostéomyélite.

TRAITEMENTS. { Conservation simple sans extraction d'esquilles libres ....
Conservation avec extraction d'esquilles libres ....
— — — adhérentes (suppuration) ....
Amputation (motif très précisé) ....
Opérations complémentaires de la conservation ....

APPAREILS employés; appréciation ....

TRANSPORTS : Comment ils ont été supportés ....

RÉSULTATS : Mobilité des articulations .... État du cal ....

1. Supprimer les mots inutiles. Prendre trois exemplaires au moins en s'aidant du papier à décalque : un pour le blessé, un pour le chirurgien, un pour le Service de santé.

Nom du Médecin : _______________________________

SPÉCIMEN D'OBSERVATION DE BLESSURE D'UNE ARTICULATION (¹)

GENOU, ÉPAULE, COUDE, POIGNET, COU-DE-PIED

Hôpital de _______________ : *Date de l'entrée* _______________ *de la sortie* _______________

Nom et prénoms _______________ *âge* _______ *grade* _______ *Régiment* _______

Né à _______________ *se retire à* _______________ *Département de* _______________

Blessé à _______________ *distance de* _______________ *le* _______________

Nature du projectile : balle de fusil, de schrapnel, éclat d'obus, armes blanches.

Se tenir exactement dans les limites anatomiques de la région indiquée dans le Précis :

DISTINGUER : 1° Les *Plaies pénétrantes simples.* _______________
2° Les *Plaies pénétrantes avec lésions osseuses.* _______________

INDIQUER AVEC SOIN :
1° Le *trajet suivi par le projectile dans les parties molles* (coup de feu direct, oblique, d'enfilade). _______________
2° Les *dimensions des orifices* d'entrée et de sortie des parties molles et des vêtements. _______________
3° Les *transports subis et le mode d'immobilisation immédiate.* _______________

RAPPORTS EXACTS DU TRAJET DE LA PLAIE AVEC LA LIGNE DU CARTILAGE D'ACCROISSEMENT SUR CHAQUE OS (ligne épiphyso-diaphysaire)

1er os :
— Lésion au-dessous de la ligne en allant vers l'interligne _______________
— au niveau de la ligne _______________
— au-dessus de la ligne _______________

2° ou 2° et 3° os :
— Lésion au-dessous de la ligne _______________
— au niveau de la ligne _______________
— au-dessus de la ligne _______________

ÉVOLUTION : Aseptique, Septique atténuée, Septique grave.

COMPLICATIONS : Hémorragies, Lésions nerveuses, Corps étranger, Arthrite suppurée.

TRAITEMENTS.
Conservateur simple _______________
Incisions d'arthrotomie _______________
Arthrectomie _______________
Résection _______________
Amputation (motif) _______________

TRAITEMENTS COMPLÉMENTAIRES _______________

APPAREILS CONTENTIFS utilisés, appréciation _______________

Renseignements explicites sur les RÉSULTATS . . .
Mobilité passive, son degré _______________
Mobilité active, son degré _______________

TABLE DES MATIÈRES

Chapitre   I. — Des armes et des projectiles des armes à feu
portatives 1
—   II. — Des projectiles des armes à feu non portatives   14
—   III. — Blessures des différents tissus.   20
—   IV. — Blessures des artères.   31
—   V. — Blessures des nerfs   47
—   VI. — Des corps étrangers   53
—   VII. — Des lésions des diaphyses.   61
—   VIII. — Des lésions des articulations et des épiphyses,
des lésions des os courts et plats   87
—   IX. — Complications des blessures par les armes de
guerre.   98
—   X. — Blessures par les gros projectiles et leurs
gros éclats.   106
—   XI. — De l'amputation.   109
—   XII. — Blessures du crâne et de l'encéphale.   111
—   XIII. — Blessures de la face   126
—   XIV. — Blessures du cou   133
—   XV. — Blessures de la poitrine   139
—   XVI. — Blessures de l'abdomen   147
—   XVII. — Blessures de la région lombaire et des reins. .   159
—   XVIII. — Blessures de la région du bassin (vessie, rec-
tum) et des organes génitaux.   161
—   XIX. — Blessures du rachis et de la moelle   167
—   XX. — Blessures du membre supérieur.   173
—   XXI. — Blessures du membre inférieur   191
Statistiques. Spécimens d'observations.   215

75 873. — Imprimerie Lahure, rue de Fleurus, 9, à Paris

Fiches de Diagnostic

En vente à la Librairie MASSON et Cie
au prix de 7 fr. 50 le cent

Nom et Prénoms : ....

.... Régiment : ....

Nature et Région
de la Blessure }
....
....
....

Simple ou compliquée ....

....

....

Opérations exécutées ....

Pansements appliqués ....

....

....

Terminaison ....

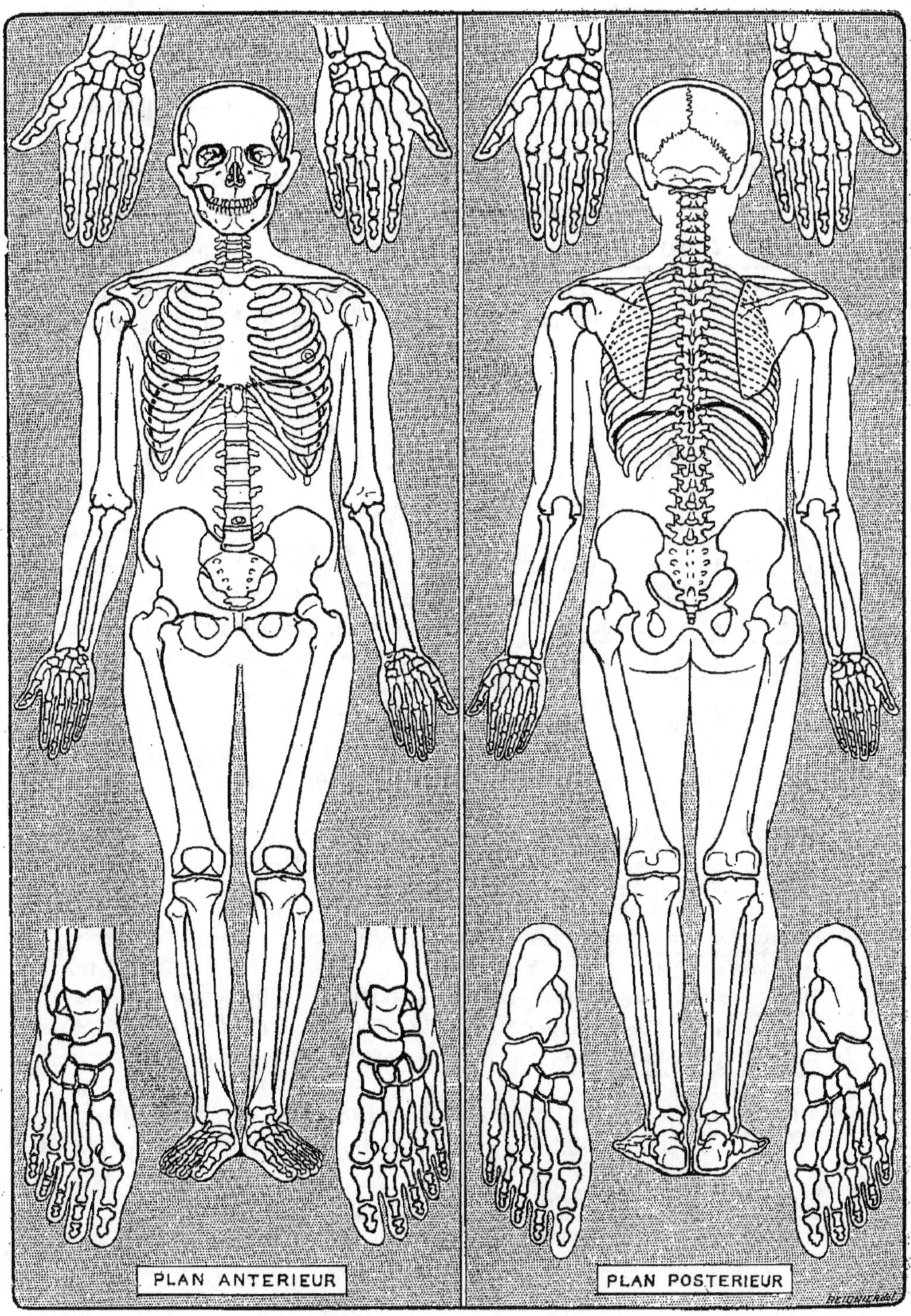

MASSON ET Cie, ÉDITEURS
120, Boulevard Saint-Germain, PARIS

Fiche de Diagnostic
du Dr A. M. ○ ○ ○

Diagnostic médical, par P. Spillmann et L. Haushalter, professeurs.
et L. Spillmann, professeur agrégé à la Faculté de Nancy. 2e *édition*,
xiv-569 pages, avec 181 figures . . . . 8 fr.
Thérapeutique et Pharmacologie, par A. Richaud, professeur
agrégé à la Faculté de Paris. 3e *édition* . . . . 12 fr.
Hygiène, par Jules Courmont, professeur à l'Université de Lyon, avec
la collaboration de MM. Lesieur et Rochaix, 277 figures . . . 12 fr.
Déontologie et Médecine professionnelle, par E. Martin, pro-
fesseur à l'Université de Lyon, 316 pages. . . . . 5 fr.
Médecine légale, par A. Lacassagne, professeur à l'Université de
Lyon. 2e *édition*, 866 pages, 112 figures, 2 planches . . . . . 10 fr.
Chirurgie infantile, par E. Kirmisson, professeur à la Faculté de
Paris. 2e *édition*, xviii-796 pages, avec 475 figures . . . 12 fr.
Médecine infantile, par P. Nobécourt, professeur agrégé à la Faculté
de Paris, 2e *édition*, 952 pages, 136 figures, 2 planches . . . 14 fr.
Ophtalmologie, par V. Morax, ophtalmologiste de l'hôpital Lariboi-
sière. 2e *édition*, 768 pages, 435 figures, 4 planches en couleurs. 14 fr.
Pathologie exotique, par Jeanselme, professeur agrégé à la Faculté
de Paris, et Rist, médecin des hôpitaux, ancien inspecteur général
des services sanitaires maritimes d'Egypte (160 figures). . . . 12 fr.
Parasitologie, par E. Brumpt, professeur agrégé à la Faculté de
Paris. 2e *édition*, 1011 pages, 698 figures, 4 planches en couleurs. 14 fr.
Pathologie chirurgicale, par MM. Bégouin, Bourgeois, Pierre Duval,
Gosset, Jeanbrau, Lecène, Lenormant, R. Proust, Tixier.

Tome I, II, III. *Nouvelle édition en préparation.*

Tome IV. — *Organes génito-urinaires, Membres*, par MM. P. Bégouin, professeur à la F. de Bordeaux, E. Jeanbrau, professeur agrégé à la F. de Montpel-
lier, R. Proust, professeur agrégé à la F. de Paris, L. Tixier, professeur à la F.
de Lyon. 1305 pages . . . . 10 fr.

Précis de Technique opératoire

PAR LES PROSECTEURS DE LA FACULTÉ DE MÉDECINE DE PARIS

Chaque vol. illustré de plus de 200 figures, la plupart originales. 4 fr. 50

Pratique courante et chirurgie
d'urgence, par V. Veau. 4e *éd.*

Tête et cou, par Ch. Lenormant.
3e *édition.*

Thorax et membre supérieur,
par A. Schwartz. 3e *édition.*

Abdomen, par M. Guibé. 3e *édition.*

Appareil urinaire et appareil
génital de l'homme, par P. Duval. 3e *édition.*

Appareil génital de la femme,
par R. Proust. 3e *édition.*

Membre inférieur, par G. Labey.
3e *édition.*

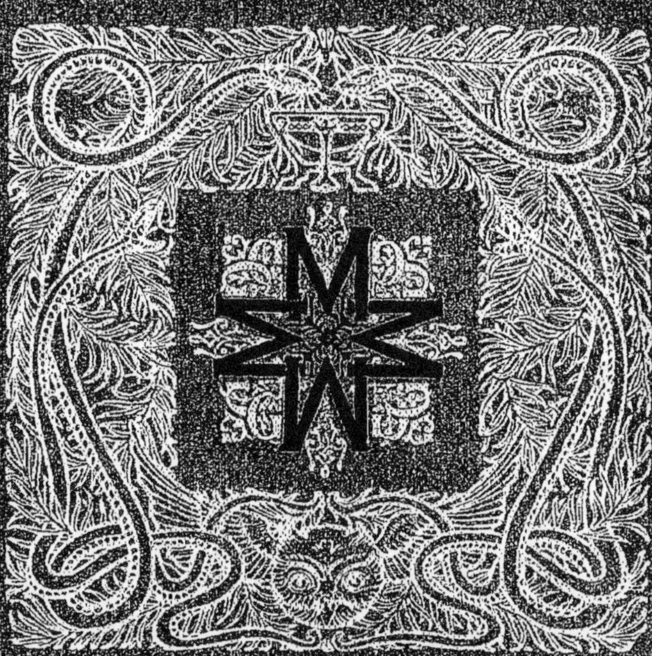